ÉTUDE

SUR LES

CONDITIONS PATHOGÉNIQUES

DES ŒDÈMES

PAR LE DOCTEUR

Théodore CHOSSAT (de Genève),

Aide de clinique de la Faculté de Paris au laboratoire de l'Hôtel-Dieu.

PARIS

LIBRAIRIE J.-B. BAILLIÈRE ET FILS,

19, rue Hautefeuille, près le boulevard Saint-Germain.

1874

ÉTUDE

SUR LES

CONDITIONS PATHOGÉNIQUES

DES ŒDÈMES

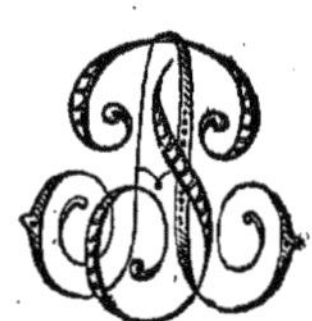

A. PARENT, imprimeur de la Faculté de Médecine, rue M[illegible] le Prince, 31.

ÉTUDE

SUR LES

CONDITIONS PATHOGÉNIQUES

DES ŒDÈMES

PAR

Le Dr Théodore CHOSSAT (de Genève),
Aide de clinique de la Faculté de Paris au laboratoire de l'Hôtel-Dieu.

PARIS
LIBRAIRIE J.-B. BAILLIÈRE ET FILS,
19, rue Hautefeuille, près le boulevard Saint-Germain.

1874

DES CONDITIONS PATHOGÉNIQUES

DES ŒDÈMES

AVANT-PROPOS

Malgré les travaux entrepris depuis quelques années, sous l'impulsion des études histologiques et de la pathologie expérimentale, l'histoire des œdèmes est loin d'être aujourd'hui complètement élucidée; l'influence des altérations du sang, celle des lésions du système nerveux et des lymphatiques, comme conditions pathogéniques de ce processus, sont encore mal connues. Il est à peine besoin d'ajouter que, pour le côté chimique de la question, les matériaux manquent encore à peu près complètement.

Je n'ai pas l'intention de traiter ici in extenso un sujet aussi vaste et qui confine à la fois à la pathologie générale, à la chimie et à la clinique. Mon but étant plus limité, je me bornerai à exposer, après un rapide coup d'œil historique, les conditions dans lesquelles l'œdème peut apparaître, en insistant plus particulièrement sur l'influence hydropigène du système nerveux qui constitue un des points les plus intéressants de cette histoire. Les autres parties de mon sujet seront traitées d'une façon plus secondaire.

I

HISTORIQUE

Les auteurs anciens, qui ont étudié avec tant de soin les symptômes de l'hydropisie, ne paraissent avoir eu sur l'origine et la nature de ce processus que des données obscures et peu précises. Ce n'est pas qu'à cet égard ils n'aient beaucoup théorisé, mais leurs doctrines, fruit d'une tendance qui les poussait à chercher la raison d'être des maladies, alors qu'on ne connaissait rien encore de l'homme sain, furent toujours empreintes d'idées préconçues et n'eurent d'autre résultat que d'introduire sur ce point, comme sur bien d'autres, une confusion complète et durable.

Déjà à cette époque le raisonnement tenait la plus large place dans l'enseignement de la médecine et l'on avait senti la nécessité de créer une physiologie qui, en suppléant à l'absence des notions exactes, permît de ramener les diverses manifestations morbides soit à une déviation fonctionnelle, soit à la présence d'éléments étrangers ou en excès au sein des tissus. De là étaient nées ces vues générales sur l'individu sain qu'on transportait ensuite, comme vérités démontrées, dans le domaine de la pathologie, et ces vues, ingénieuses sans doute mais hypothétiques, qui germaient si facilement dans l'esprit des philosophes sitôt qu'ils abandonnaient le champ limité de l'observation furent le point de départ de doctrines tout entières basées sur la constitution des humeurs et leur action réciproque.

L'hydropisie ne pouvait échapper à l'humorisme de l'École de Cos; aussi, la théorie bizarre qui voyait dans l'œdême le résultat du déplacement et de l'altération du phlegme et de la pituite régna-t-elle longtemps sans conteste. Hippocrate, qui résumait en ceci toutes les opinions de ses prédécesseurs, admit encore que c'est la présence dans le foie et la rate du phlegme froid et humide qui détermine les diverses formes d'hydropisie. Le phlegme en se diffusant produit la leucophlegmasie ou infiltration simultanée et générale de toutes les parties du corps, tandis que l'anasarque, qui survient plus lentement, reconnaît pour cause une dissolution de graisse et de chairs. Et même dans cette conception absolue à laquelle, il faut bien le dire, le médecin de Cos n'accordait en pratique qu'une très-médiocre valeur, la rate n'avait qu'un rôle restreint; elle puisait dans l'estomac le liquide ingéré ou préexistant qui devait servir à constituer l'épanchement.

Mieux inspiré par ses observations personnelles dans l'étude de l'étiologie morbide, Hippocrate remarquait déjà que l'humidité, le voisinage des lieux marécageux, des hémorrhagies fréquentes, les engorgements hépatique et splénique étaient les causes les plus ordinaires des épanchements. Il rattachait l'hydropisie pleurale à la présence de tubercules, et l'ascite aux hydatides du foie. Il divisait les collections aqueuses en hydropisies provenant du foie et hydropisies provenant des flancs et des lombes et paraît ainsi avoir entrevu, par les seuls symptômes qu'il pouvait alors observer, le rapport d'un certain groupe d'infiltrations séreuses avec un état pathologique des reins.

Deux siècles après, la localisation du point de départ des hydropisies s'affirma plus encore avec Erasistrate, mais appuyée cette fois de données anatomo-pathologiques. Erasistrate qui ne tenait compte dans la constitution élémentaire du corps ni des liquides, ni des esprits n'accordait aux vices des quatre humeurs qu'une part fort restreinte dans la production des maladies. Il les considérait toutes, ou à peu près, comme le résultat d'une déviation du sang, et comme recherches lui avaient fait constater la fréquence des lésions du foie chez les hydropiques, il plaça dans cet organe l'origine de toutes les collections liquides. Le mécanisme qu'il invoquait était des plus simples : de même que l'inflammation, qu'il faisait dépendre d'une extravasation du sang veineux dans les artères, l'œdème résultait d'une erreur de lieu : le sang ne pouvant traverser le foie induré ou atteint de toute autre dégénérescence, était dévié de sa route et ses parties les plus aqueuses se répandant dans tout le corps constituaient l'épanchement.

D'Érasistrate à Galien aucun progrès nouveau ne s'accomplit, mais le médecin de Pergame fit faire un pas à la question et faillit toucher au but. Plus instruit, meilleur clinicien que ses devanciers, Galien avait quelquefois observé des hydropisies sans lésion hépatique, reconnaissant pour cause une altération de l'intestin, des reins, des poumons, un flux hémorrhoïdal excessif, une affection organique de l'utérus. En conséquence, il n'eut pas de peine à prouver que la doctrine absolue d'Érasistrate était sinon fausse du moins trop restreinte, vu le petit nombre de faits qu'elle embrassait, et cette réfutation s'accordait tout à fait avec les vues d'esprit de Galien, qui, sans en avoir la preuve, soupçonnait a côté de la lésion anatomique une altération du sang.

Cette présomption si remarquable, qui pour la première fois, attribuait au vice du sang une certaine part dans la genèse de l'œdème, devait, à peine conçue être étouffée par les exigences d'une physiologie dénuée de toute vérité. Avec son génie subtil Galien pouvait, il est vrai, tenter de s'en affranchir ; mais s'en affranchir c'était rompre avec toutes les notions alors admises et, d'un seul coup, enlever au foie son rôle capital dans l'organisme. Il n'en fut rien. La tradition avait placé dans le foie la cause unique de l'œdème, et le foie dans la théorie galénique conserva toute son importance. C'était en effet, pour les anciens un organe essentiel où tout le sang devait nécessairement passer. C'était un centre général d'hématopoièse, et le chyle, conduit par les veines mésaraïques, venait y subir la sanguinification avant de présider, par l'intermédiaire de la veine cave, à la nutrition générale ; c'était un lieu d'élaboration pour les liquides biliaires jaune et noir, et un foyer permanent de calorification. Ces fonctions nombreuses et importantes que confirmait encore la richesse exceptionnelle de son système vasculaire avait conduit les médecins à placer dans cet organe l'immense majorité des maladies aiguës et chroniques. Aux unes présidait une hypergénèse biliaire ; les affections aiguës avec élévation de température et fièvre provenaient d'un excès de bile jaune et les affections chroniques, les apoplexies, les convulsions et la mélancolie d'une surabondance de bile noire; aux autres présidait une altération du sang, comme dans l'anémie, la pléthore, les infiltrations séreuses et les cachexies.

Galien accepta ces idées, mais il en élargit le cadre. Tout en regardant comme démontrée, dans l'hydropisie, la constance de la lésion hépatique, il admit, pour concilier ses observations avec les dogmes fondamentaux de la physiologie, que cette lésion pouvait être secondaire, et non plus constamment primitive, comme on l'avait toujours pensé jusqu'à lui. Puis soupçonnant, d'autre part, le rôle du sang et désireux d'en spécifier l'altération, il imagina un nouveau désordre des humeurs, et pour lui toute hydropisie fut le résultat d'une intempérie froide, qui parvient aux veines et à la substance propre du foie, trouble le juste équilibre des éléments solides et liquides, en suspend ou en dévie les fonctions, et par sa présence dans cet organe, constitue toute la maladie.

Ces doctrines qui découlaient naturellement d'une physiologie purement imaginative, furent acceptées sans contestation, et, malgré l'opposition ultérieure de quelques médecins, d'Avicenne et d'Alexandre de Tralles, entre autres, qui, guidés par des considérations thérapeutiques, nièrent cette « cause froide » et plus tard, en France, de Fernel qui assez peu soucieux des théories subtiles, voyait dans l'altération des humeurs l'effet et non la cause des maladies, tel fut le prestige du galénisme que, pendant des siècles, il s'imposa despotiquement dans les écoles et abolit la critique et l'examen des faits. Au moyen âge, vers 1575 ou 1600, lorsque la médecine n'était plus qu'une longue série de pratiques superstitieuses et que les traditions médicales léguées par l'antiquité disparaissaient sous l'empire de la scolastique et de la démonologie, on soutenait encore publiquement ces spéculations d'un autre âge.

Conséquence facile à prévoir, en vertu de cette attraction pour les erreurs du passé, au commencement du 17e siècle, lorsque les doctrines humorales s'effaçaient devant l'alchimie et par le retour de la médecine, avec Harvey, à des méthodes d'observation plus scientifiques, on ne possédait encore, sur la pathogénie des œdèmes, que des connaissances fausses et imaginaires. On croyait généralement que le liquide épanché provenait du sang, à la suite de désordres survenus dans son mouvement et que les causes de ces désordres résidaient dans l'altération de divers organes entre lesquels le foie pour le plus grand nombre, les reins pour quelques autres, tenaient la plus grande place. Mais en dehors de ces données, essentiellement incomplètes, aucune preuve expérimentale, aucune relation entre la cause première et l'effet observé.

Un médecin anglais de la seconde moitié du 17e siècle devait le premier protester contre ces doctrines et définir, partiellement au moins, les conditions qui président à l'exosmose séreuse.

Les découvertes de Harvey et d'Aselli eurent, sans aucun doute, une heureuse influence, tant en préparant les recherches qui devaient placer la question sur son véritable terrain, qu'en montrant les conditions du cours du sang, mais il faut en venir à Richard Lower, en 1669, pour voir prouver expérimentalement l'influence de la stase veineuse dans la production des épanchements liquides du tissu cellulaire, en un mot l'œdème mécanique.

C'est dans le cours de ses recherches sur le cœur et la circulation que Lower fut conduit à étudier les effets de la ligature des gros troncs vasculaires. Ses expériences sont au nombre de deux. Dans la première, il lia sur un chien la veine cave inférieure dans le thorax ; l'animal étant mort au bout de quelques heures, on constata la présence d'un épanchement considérable dans l'abdomen. Néanmoins, en présence d'une opération aussi difficile à réaliser, car il fallait perforer une côte pour aller à la recherche du vaisseau au milieu d'organes dont la lésion offrait une gravité extrême, toutes conditions si défavorables à une bonne expérimentation qu'on a longtemps hésité à la reproduire, il est permis de concevoir quelques doutes sur l'exactitude absolue de ces résultats. Peu auparavant déjà, Lower ayant lié sur un chien les deux veines jugulaires, avait vu se produire un œdème de la face et de la tête, avec écoulement de larmes et salivation. L'animal mourut deux jours après, et, à l'autopsie, au lieu d'un épanchement formé par l'extravasation du sang, on trouva les muscles, les glandes et le tissu cellulaire distendus par une sérosité transparente. Lower en avait conclu que la constriction des veines empêche le cours du sang et détermine le passage de la sérosité dans les tissus ambiants aux vaisseaux. Quoiqu'une seconde expérience eut confirmé cette manière de voir, le physiologiste anglais ne paraît pas avoir appliqué à la clinique les remarquables résultats de ses recherches. « Je laisse à d'autres, dit-il, le soin de juger combien ces expériences peuvent servir à expliquer l'ascite et l'anasarque » ; et plus loin, se mettant en opposition formelle avec une théorie qui comptait alors de nombreux adhérents il ajoute : « Je remarquerai seulement que l'ascite ne provient pas toujours, si même elle en provient jamais, de la rupture des vaisseaux lymphatiques ».

Toute la théorie moderne des épanchements par stase veineuse était contenue dans ces conclusions ; cependant elles ne furent pas généralement acceptées. Quelques médecins à peine, admirent des idées si nouvelles ; d'autres, en plus grand nombre, séduits par la théorie lymphatique de l'œdème, leur refusèrent toute valeur, et contribuèrent à perpétuer une confusion qui dura jusqu'aux travaux de M. Bouillaud, c'est-à-dire pendant plus de cent cinquante ans. Il faut reconnaître, toutefois, qu'en repoussant la doctrine pathogénique de Lower, ses contemporains obéissaient moins, sans doute, à un esprit de parti qu'à l'influence des idées dominantes. En 1622. Aselli avait retrouvé les chylifères, déjà entrevus antérieurement par Hérophile ; en 1650, Rudbeck et Bartholin découvraient les lympathiques, et dès l'apparition de ces vaisseaux, dans la science, on avait vu se produire en leur faveur le même engouement qui, plus près de nous, accueillit la découverte des nerfs vaso-moteurs. On crut y trouver la clef de tous les phénomènes pathologiques ; on y chercha l'explication de toutes les inconnues. Dès lors les idées, de Galien, jusque-là les admises presque sans conteste, commencèrent à perdre leur prestige ; le foie, momentanément dépouillé au profit des lympathiques et des poumons de son monopole de centre des maladies générales, fut réduit au simple rôle d'organe sécréteur de la bile, et en fin de compte, on en vint à ne plus voir dans l'hydropisie que l'expression d'un trouble fonctionnel ou d'une lésion anatomique du système chylifère général, agissant soit par rupture des vaisseaux blancs avec épanchement de lymphe dans les interstices du tissu cellulaire, soit par obstacle au cours de la lymphe, par suite de l'inertie et de l'affaiblissement des propriétés vitales attribuées aux parois des lymphathiques.

A cette opinion, contre laquelle devait se heurter longtemps et sans succès la théorie de l'oblitération veineuse, se rattachèrent Lortzinger, Loss, Willis et surtout Sylvius, mais ce dernier, sacrifiant aux doctrines chimiatriques, allia, dans sa pensée une altération hypothétique du sang, une sorte de fermentation ou de combustion, à la rupture des capillaires lactés. Cette altération du sang, qui n'agit pas dans l'ascite, dont la cause est toute mécanique pour Sylvius, réside dans un vice de la sanguinification qui se produit « lorsque le chyle provient d'aliments âcres, ou rendus tels par une cause interne ; alors les sucs blancs altérés engorgent les vaisseaux qui se rompent ou, si le chyle est au contraire trop séreux, il s'échappe à travers les tuniques. De là résultent toutes sortes d'affections, la cachexie, l'anasarque, la leucophlegmatie ».

En laissant de côté ces rêveries d'un médecin qui, imbu des systèmes chimiques de son époque « voyait les esprits animaux distiller dans le cerveau » et plaçait dans l'âcreté des humeurs la cause prochaine de toutes maladies, il faut bien reconnaître que, pour des observateurs prévenus, on ne manquait pas de quelques faits à l'appui de la théorie lympathique de l'œdème. On invoquait des cas de ruptures vasculaires, avec ou sans ulcération des lymphatiques et écoulement d'un liquide analogue à la lymphe, comme apparence et composition ; ou bien un trouble de la circulation lymphatique dépendant soit d'un état variqueux des canaux, soit de leur oblitération et de leur compression par des tumeurs ou tout autre obstacle matériel. On citait un cas d'ascite où l'autopsie avait fait découvrir des calculs oblitérant le réservoir de Pecquet ; on s'appuyait, enfin et surtout, sur ces cas d'œdèmes des membres inférieurs, accompagnés d'engorgement ganglionnaire considérable dans la région inguinale et le mésentère. Sœmmering et Mascagni, prêtant à cette manière de voir le poids de leur autorité, établirent deux classes d'hydropisies : la première comprenant les épanchements qui résultent de l'obstruction des glandes lymphatiques, la seconde ceux qui sont consécutifs à la dilatation des vaisseaux blancs, dilatation qui empêche les valvules de s'opposer au reflux de la lymphe.

Ces faits épars, ces opinions dénuées de preuves expérimentales étaient loin, sans doute, de constituer une doctrine homogène, et cependant un siècle plus tard malgré des faits expérimentaux négatifs de ligature du canal thoracique, non suivie d'œdème, malgré des faits pathologiques contradictoires d'oblitération complète des lymphatiques sans aucune infiltration concomitante du membre correspondant, Pinel qui, en 1798, n'avait pas craint d'écrire dans la préface de sa nosographie que la découverte de la circulation veineuse « n'a fait que remplir la médecine de vaines explications et de fausses théories d'hydraulique et de mécanique », Pinel consacrait encore cette prépondérance en classant les hydropisies sous le titre de lésions organiques particulières au système lymphatique. Ces hydropisies, Pinel les divisait en actives ou par fluxion exagérée de la lymphe et passives par débilité générale et atonie des capillaires lactés.

Après avoir été placée ainsi, alternativement et sans succès, dans le foie et la rate obstrués par une réfrigération du sang, dans un engorgement mécanique des capillaires lactés et dans un vice du sang par excès de combustion, il ne restait plus, pour couronner cet échafaudage d'hypothèses sans faits, sur lequel reposait encore presque toute la pathogénie des hydropisies, qu'à en chercher la cause première dans une altération générale de l'individu. Ce fut l'œuvre de la fin du XVIIIe siècle.

A cette époque, si riche en tendances systématiques et si

fertile en discussions où la philosophie tenait une large part, il s'agissait moins, on le sait, une maladie étant donnée, d'en définir la nature et le traitement que de lui trouver une place dans le cadre nosologique. C'était revenir aux errements des anciens; toutes les opinions qui surgissent alors, en sont la preuve, car elles ne font rappeler, appliquées moins à la pathogénie qu'aux classifications, l'ancienne division des hydropisies, en chaudes et froides, aiguës et chroniques, fébriles ou apyrétiques, déjà proposée par Asclépiade, mais rajeunie sous une dénomination nouvelle et modifiée suivant les tendances des novateurs. Entraîné dans cette voie, où l'on négligeait l'étude du processus local pour s'attacher à une cause générale, unique, applicable à tout un groupe morbide, Sydenham croit trouver, tour à tour, dans l'appauvrissement du sang et dans la pléthore globulaire la cause générale de l'hydropisie; Huxham la place non plus dans une modification de nombre, mais dans l'altération morphologique des éléments cellulaires rouges ; Ludwig, dans l'atonie des canaux vasculaires; Cullen, dans une diathèse hydropique qui amène le relâchement des vaisseaux exhalants. Brown invoque une asthénie générale du système sanguin. Plus tard, enfin Breschet, étudiant les hydropisies dites actives, y voit le résultat d'une hypersécrétion et d'un dérangement survenu dans les propriétés vitales des parois des vaisseaux, doctrine que Broussais devait généraliser en proclamant que toute hydropisie est la conséquence d'une irritation sécrétoire ou sympathique des membranes exhalantes.

Appuyées sur des raisonnements mal établis, ces vues générales ne devaient pas tarder à subir le sort des théories préconçues. Si les faits qui leur servent de base sont entachés d'erreur les théories s'écroulent. Ici, elles allaient du moins se modifier profondément devant l'examen sans parti pris des lésions anatomo-pathologiques.

Lors du premier mémoire de M. Bouillaud, bien rares étaient ceux qui se rattachaient encore aux idées de Lower. On admettait généralement un œdème passif, par faiblesse ou débilité générale, un œdème actif, par irritation sécrétoire, enfin un œdème mixte, dans lequel on supposait à côté de l'asthénie vasculaire une altération assez vague du sang, pléthore ou anémie.

Telles étaient les idées que vinrent peu à peu modifier les travaux de Bouillaud, de Bright, de Christison, et plus tard, d'Andral et Gavarret, en mettant successivement en lumière les deux inconnues de la question, l'influence d'un obstacle mécanique à la circulation veineuse ou capillaire, et les altérations primitives ou secondaires du liquide sanguin. Dès lors seulement, ont été posées en principe les bases d'une classification rationnelle, comprenant un œdème mécanique et un œdème dyscrasique, ou par modification du sang, œdèmes à côté desquels il faut placer quelques cas d'infiltrations, dont la nature et la pathogénie sont encore aujourd'hui entourées de quelque obscurité.

C'est en 1823 que parurent les recherches de M. Bouillaud; elles s'appliquaient uniquement aux hydropisies passives. Guidé par des considérations physiologiques, cet observateur, rattachant les troubles morbides de l'absorption à une lésion des canaux vasculaires, démontrait par des faits cliniques appuyés de nombreuses autopsies que tout œdème reconnaît pour cause efficiente un obstacle à la circulation veineuse, et que, dans un grand nombre de cas, cet obstacle consiste dans l'oblitération des vaisseaux par des concrétions sanguines plus ou moins anciennes.

Quoique peu conformes aux idées régnantes ces vues nouvelles trouvèrent peu de contradicteurs. L'idée de cause générale ne pouvait se soutenir en présence de faits qui démontraient clairement qu'à un œdème localisé correspondait, en cas d'hydropisie mécanique une cause localisée, elle aussi. Les faits avancés par M. Bouillaud étaient du reste concluants. L'oblitération veineuse existe-t-elle des deux côtés dans les membres inférieurs, les deux membres sont infiltrés ; l'oblitération est-elle simple, l'œdème est unilatéral et limité au côté de l'altération vasculaire ; lorsque la circulation est entravée dans la veine cave inférieure ou supérieure, l'infiltration envahit les parties dépendant du système vasculaire intercepté ; enfin, si l'obstacle siége au confluent du sytème veineux, au cœur droit, soit primitivement, soit à la suite d'une lésion du cœur artériel, l'hydropisie est générale. Appliquant la même démonstration anatomique aux épanchements des cavités séreuses, M. Bouillaud établit qu'un rapport analogue existe entre l'ascite et l'interception complète ou partielle de la veine porte et de ses branches. Il reconnaissait déjà, que dans un certain nombre de cas, l'oblitération du vaisseau n'était pas suivie d'œdème, ce que Hodgson qui n'avait jamais vu d'épanchement se produire chez l'homme, à la suite de ligatures veineuses, soutenait également, mais à un point de vue tout à fait général, le développement d'une circulation collatérale, permettant au cours du sang de se rétablir. M. Raynaud attirait plus spécialement encore, quelques années après, l'attention sur ce point, en rapportant un cas d'interception ancienne de la veine iliaque gauche non suivie d'œdème du membre correspondant, et un autre, dans lequel l'occlusion incomplète de la veine cave supérieure n'avait amené aucune infiltration de la tête ni des parties supérieures du tronc.

Mais il ne suffisait pas d'avoir montré l'influence des oblitérations vasculaires comme cause productrice d'œdèmes.

Tous ne pouvaient ainsi s'expliquer ; beaucoup se montraient dont l'apparition brusque, presque soudaine, la généralisation rapide, la marche erratique et fugace ne trouvaient une interprétation satisfaisante, ni dans un obstacle mécanique au cours du sang, ni dans une altération apparente de ce liquide. Ces hydropisies, considérées comme résultant d'une asthénie vasculaire formaient encore un groupe très-considérable, car, par suite d'une confusion à peu près inévitable dans un moment où l'on connaissait bien la possibilité du passage de l'albumine dans les urines, mais non ses rapports directs avec l'infiltration plus ou moins étendue du tissu cellulo-adipeux, on réunissait dans cette commune origine les cas les plus divers, c'est-à-dire tous les œdèmes qui ne pouvaient, en apparence, se rattacher à aucun obstacle sensible au cours du sang veineux.

Cette catégorie ne devait pas tarder à se démembrer.

En 1827, après les travaux de Prout, en Angleterre, de Prévost et Dumas et de Chevreul, en France, qui jetaient les premières bases de la pathologie du sang, Bright en donna le signal en fixant l'attention sur une variété d'hydropisie, indépendante de toute lésion vasculaire ou hépatique, s'accompagnant d'urines albumineuses, souvent de lésions rénales constatées à l'autopsie, et reconnaissant pour cause l'alcoolisme, le froid humide ou un état cachectique.

Tout en montrant ainsi la véritable origine d'un grand nombre de flux séreux, Bright ne spécifiait pas la nature de l'altération du sang, mais Robert Christison, reprenant deux ans après et complétant ces notions pathogéniques, démontrait que chez ces malades le sang avait perdu de l'albumine. Christison néanmoins attribuait encore aux seules lésions rénales, indépendamment de l'hypoalbuminose, l'origine absolue de l'épanchement.

Cette découverte fondamentale fut le point de départ de la connaissance des hydropisies dyscrasiques ou par diminution de l'albumine du sérum et état hydrémique du sang, théories que les travaux de Grégory, les recherches hématologiques d'Andral et Gavarret, Becquerel et Rodier, puis ultérieurement de Wirchow, de Schmidt, Vogel et Lehmann sont venus mettre hors de doute.

Cependant un certain nombre d'œdèmes semblaient encore se soustraire à ces deux ordres de causes; ainsi l'œdème succédant à un refroidissement, l'œdème scarlatineux sans coïncidence de néphrite albumineuse, l'infiltration qui envahit les membres paralysés à la suite d'une lésion de l'appareil cérébro-spinal.

Tous ces cas, dont les uns étaient inexplicables et les autres rapportés à une irritation sécrétoire, ou même à une véritable inflammation passagère, qui en se dissipant laissait comme traces une accumulation de liquide, là ou avait primitivement existé la phlegmasie, restèrent sans interprétation possible, aussi longtemps qu'on ignora l'influence du grand sympathique sur la circulation et sur les phénomènes d'exhalation et d'absorption interstitielle. Depuis longtemps, il est vrai, on accordait, dans ces cas, une certaine part au système nerveux. On voyait des infiltrations apparaître dans le cours de paralysies sans lésions vasculaires, il fallait bien admettre une intervention nerveuse. Mais cette action, déjà entrevue plus anciennement par Willis, Glisson, Mayow et d'autres anatomistes, on ne la considérait encore que comme indirecte et ne favorisant l'hydropisie que par l'abolition de la myotilité et de l'exercice musculaire, abolition qui entraînait à son tour une diminution dans l'absorption des liquides interstitiels.

Portal pensait que dans les cas de paraplégie avec privation complète du mouvement et de la sensibillté, la circulation des humeurs est ralentie ou suspendue dans les membres paralysés, la nature des fluides changée et que leur stase dans les vaisseaux finit par entraîner des épanchements dans le tissu cellulaire et les grandes cavités séreuses. Lobstein accordant au système myélencéphalique une action plus directe et plus active, admettait au contraire que sous son influence les vaisseaux exhalants se trouvaient transformés en conduits sécréteurs d'un fluide séreux. Toutes ces opinions n'étaient que des hypothèses d'autant moins fondées que déjà bien avant cette époque, Bichat frappé du rapport constant des vaisseaux avec le système nerveux ganglionnaire avait signalé ce point à l'attention des physiologistes, ce rapport étant trop général, disait-il, pour ne pas tenir à quelque grand but des fonctions de l'économie. Mais cette idée qui devait être plus tard si riche en applications pathologiques, resta lettre morte, aussi longtemps qu'on ignora la présence d'éléments musculaires dans les parois des petits vaisseaux, et leurs propriétés contractiles.

Vers 1840, cette question reprit son importance. Henle découvrit les fibres cellules des capillaires, et Stilling les ramifications vasomotrices du grand sympatique qui vont s'y perdre. Il en fixa l'origine, les rapports et les propriétés. Kolliker ayant à peu près confirmé ces découvertes, ce fut le point de départ de nombreux travaux qui achevèrent de mettre en lumière cette importance des nerfs vaso-moteurs, déjà pressentie par Bichat. Les expériences de Claude Bernard en 1851 et 1858, sur les effets de la section du sympathique au cou, l'étude des modifications de la sécrétion de la glande sous-maxillaire sous l'influence de l'action dilatatrice de la corde du tympan, vinrent préciser plus nettement encore cette action du système nerveux sur les vaisseaux. Les recherches de Brown-Séquard sur le rapport existant entre l'œdème pulmonaire et la lésion du ganglion thoracique supérieur; celles de Budge et Schiff qui virent l'extirpation des ganglions cervicaux suivie d'une accumulation de sérosité dans le péricarde, confirmèrent le fait que la paralysie des nerfs constricteurs entraîne dans les parties paralysées une congestion avec tendance aux épanchements séreux; en même temps, les travaux de Schiff et de Cl. Bernard, établissant l'existence de nerfs dilatateurs des vaisseaux, démontraient que l'irritation de ces filets détermine une congestion active et violente des parties où ils se distribuent. Enfin, en 1869 et 1871, Ranvier, sur les travaux duquel je reviendrai plus loin, étudiant l'anatomie pathologique de l'œdème, démontrait expérimentalement que celui-ci résulte non d'une stase veineuse, comme l'avait pensé Bouillaud mais d'une élévation de tension au niveau des capillaires, et que la paralysie des vaso-moteurs en favorise l'apparition. Germe en 1861, et Goodfellow en 1864, avaient déjà invoqué en théorie cette influence nerveuse, comme condition pathogénique des infiltrations aigües succédant à un refroidissement subit et ne s'accompagnant pas d'urines albumineuses.

Telle est à grands traits l'histoire pathogénique de l'œdème. C'est celle de toutes les doctrines médicales. Subissant durant une longue période l'influence d'esprits systématiques, obscurcie par des confusions sans nombre et, jusqu'au commencement de ce siècle, plus riche en hypothèses qu'en faits démontrés, elle ne commence en réalité que lorsque l'anatomie pathologique et la physiologie dirigeant de ce côté leurs investigations, cherchent dans l'étude des lésions cadavériques et l'expérimentation, l'une la clef des phénomènes morbides observés pendant la vie, l'autre les conditions qui président à leur développement. A cet égard, les travaux publiés depuis quelques années ont un peu éclairé certains points de la question ; c'est ce que nous allons maintenant chercher à exposer.

II.

DIVISION DES ŒDÈMES

L'œdème, processus constamment symptomatique de troubles circulatoires, est caractérisé par l'épanchement d'une sérosité albumineuse qui s'effectue entre les faisceaux du tissu conjonctif et les dissocie. Partout où existe du tissu conjonctif, l'œdème peut se manifester, et ses différentes formes ne traduisent que les diverses dispositions des éléments fasiculés, dans la couche cellulo-adipeuse sous-cutanée, dans la cavité des séreuses, et dans la trame cellulaire qui constitue le parenchyme de différents organes, entre autres, du poumon. Ce que nous dirons de l'œdème sous-cutané s'appliquera donc également, à celui des poumons, et aux épanchements des grandes séreuses, plèvre, péricarde péritoine, qui ne sont, d'après les plus récentes données histologiques, que des variétés d'un seul et même tissu.

Le liquide de l'œdème est incolore, transparent ou légèrement jaunâtre, coagulable par l'acide nitrique et par la chaleur. Sa réaction est alcaline ou neutre, quelquefois légèrement acide; sa densité, inférieure à celle du sérum, varie de 1002 à 1012. Tandis que le sérum contient de 880 à 890 pour mille d'eau, la sérosité hydropique en renferme de 950 à 980; l'albumine qui y existe à l'état d'albumine pure ou d'albuminate de soude et y représente la plus grande partie des éléments solides est toujours en beaucoup moins grande proportion que dans le sérum; souvent elle n'atteint pas le tiers de la quantité de cette dernière. Elle varie du reste, avec les sujets, suivant la composition et la rapidité du cours du sang, et selon la région d'où provient le liquide. Les analyses de Schmidt ont montré que sous le rapport de la richesse en albumine, la sérosité de l'hydrothorax vient en première ligne, puis le liquide de l'ascite, celui de l'hydrocéphalie et celui de l'anasarque, loi qui sans être absolue, se vérifie cependant dans la généralité des cas. La fibrine, coagulum artificiel résultant de l'action de la paraglobuline, sur le fibrinogène sous l'influence d'un ferment (Schmidt), n'existe qu'exceptionnellement, et en proportion insignifiante dans l'épanchement. En revanche il y a toujours de la substance fibrinogène, en petite quantité. On y rencontre, en outre, des matières extractives, de l'urée, constante alors même qu'il n'existe pas de troubles dans la sécrétion urinaire; des matières colorantes, des pigments, de la graisse en minime quantité, de la cholésterine, quelquefois de la bile, en cas d'affection du foie; du sucre, même sans glycosurie; des acides, lactique, urique et hippurique et des sels solubles, surtout du chlorure du sodium et des carbonates, phosphates et sulfates à base de soude et de potasse. D'une façon générale, par rapport aux sels du sang, la quantité absolue des principes salins est diminuée dans l'épanchement, celle du chlorure de sodium augmentée, et l'on y retrouve encore suivant la région les mêmes variations que pour l'albumine. Schmidt a en effet constaté cette particularité, que dans le liquide de l'hydrocéphale, ce sont les sels de potasse et les phosphates, appartenant presqu'exclusivement aux globules rouges qui prédominent, tandis que partout ailleurs ce sont les sels du sérum, sels de soude, et chlorures.

Les éléments figurés du liquide, consistent en leucocytes peu abondants; quelquefois on y rencontre des globules rouges, des cristaux de cholestérine, des granulations d'hématoïdine et des cellules épithéliales.

Les gaz sont encore peu connus; la sérosité contient de l'oxygène de l'acide carbonique et de l'azote dissous, mais en quantité indéterminée (1).

En fait, les différences de composition du sérum du sang et des liquides épanchés démontrent et au-delà que ces derniers ne sont pas le fait d'une transsudation. On a bien invoqué, en faveur de la filtration pure et simple, une affinité élective

(1) Nous avons à ce sujet tenté quelques analyses au laboratoire du Muséum d'histoire naturelle et à celui de l'Hôtel-Dieu, mais l'extrême difficulté qu'on éprouve à se procurer sur les animaux du liquide en quantité suffisante pour pouvoir recueillir les gaz à l'abri de l'air et les doser n'a pas permis d'obtenir de résultats certains. Quand aux sérosités cadavériques, les échanges gazeux qui s'opèrent après la mort entre le sang et le liquide interstitiel ôtent toute valeur aux résultats de l'analyse.

de la paroi des vaisseaux pour tel ou tel élément du sang ; on a soutenu, pour expliquer l'absence de fibrine, que celle-ci était en suspension et non en dissolution dans le sérum, ce que contredisent absolument les travaux d'Eischwall. On a dit aussi que la réaction acide des tissus favorisait en vertu des lois de la diffusion, le passage de l'albumine du sang vers le liquide interstitiel. Ce qui paraît à cet égard le plus admissible c'est que sous l'influence de l'exagération de pression intra vasculaire, les substances dissoutes dans le sang (sels, graisses, urée) transsudent dans les proportions où elles existent dans le torrent circulatoire, tandis que les substances imparfaitement dissoutes, l'albumine, le fibrinogène, et les éléments figurés sont extravasés en moindre proportion. C'est sans doute une hypothèse plausible, mais elle n'est pas démontrée, et il y a là une inconnue dont la solution en l'état actuel de la science nous échappe encore entièrement.

Au point de vue anatomo-pathologique, l'œdème offre toujours une unité absolue ; cependant on sépare en général l'œdème de l'anasarque, l'anasarque désignant l'infiltration séreuse généralisée du tissu cellulaire extérieur, la dénomination d'œdème restant plus spécialement applicable aux hydropisies localisées à certaines régions du corps. Au point de vue clinique cette distinction peut être conservée ; au lit du malade, en vue du pronostic et du traitement elle a même quelque valeur ; mais si négligeant les apparences physiques, l'on remonte à la cause primitive, et aux lésions élémentaires constantes de l'œdème, on arrive à repousser toute distinction entre deux états qui ne sont, dans un grand nombre de cas, que l'expression de deux périodes différentes dans l'évolution d'un même travail morbide ; l'œdème local peut en effet se généraliser et n'être ainsi que le premier degré de l'anasarque. Telle est l'infiltration par lésion cardiaque ; limitée d'abord aux extrémités inférieures, elle se généralise en même temps que s'accentuent les troubles fonctionnels du cœur : dans les deux cas cependant l'examen microscopique montre les mêmes lésions. Les travées fibrovasculaires du tissu conjonctif sont dissociées par un liquide séreux dans lequel nagent des globules lymphatiques, normaux ou irréguliers, et doués de mouvements actifs. Les cellules plates du tissu conjonctif devenues plus ou moins globuleuses offrent un protoplasma rempli de granulations réfringentes. Le protoplasma des vésicules adipeuses, immédiatement sous-jacent à l'enveloppe de la cellule, entre celle-ci et la gouttelette de graisse centrale, a pareillement subi la dégénérescence granulo-graisseuse ; les vaisseaux artériels, veineux et capillaires sont distendus par une quantité considérable de globules rouges et de leucocytes tassés contre les parois.

Quelle que soit la nature et l'étendue de l'œdème, à part les infiltrations cachectiques où la graisse des cellules adipeuses est en partie résorbée, ces lésions sont toujours les mêmes ; peut-être seulement, dans l'œdème aigu qui évolue avec rapidité sont-elles un peu plus accentuées que dans les infiltrations chroniques et survenues peu à peu. On peut donc, sans inconvénient négliger les expressions diverses qui servaient à désigner l'accumulation de sérosité dans chaque organe et dans chaque tissu, expressions qui n'avaient de raison d'être que lorsque ces divers processus n'étaient reliés entre eux par aucun lien commun, et ranger sous le nom générique d'œdèmes tous les épanchements séro-albumineux non inflammatoires du tissu conjonctif extérieur et des tissus similaires de l'économie.

L'étude pathogénique, mieux encore que l'histologie, établit cette identité car les causes qui en favorisent l'apparition reviennent toutes, en réalité, à un simple trouble de la circulation capillaire. Ranvier l'a démontré en effet ; l'œdème n'est pas le fait d'une stase veineuse, puisqu'il peut se produire en l'absence de tout obstacle à la circulation du sang noir ; il résulte constamment d'une élévation de tension au niveau des capillaires, d'une rupture d'équilibre entre les échanges qui s'opèrent continuellement à travers les parois des vaisseaux entre le sang et le liquide interstitiel, lymphe ou plasma sans globules rouges où sont plongés les éléments anatomiques qui y puisent les matériaux nécessaires à leur nutrition. Ces échanges dépendent de la composition du sang, de la tension intravasculaire et de celles des liquides avoisinant les réseaux, et sans doute aussi dans une certaine mesure de la nature des parois. Que l'une de ces conditions soit modifiée; que le sang s'altère, que sa tension ou celle du milieu intérieur vienne à varier, aussitôt la circulation capillaire se trouble, les phénomènes d'absorption et d'exhalation se modifient, et le liquide interstitiel exsudé en trop grande abondance ou résorbé trop lentement ou d'une façon insuffisante, s'accumule dans les mailles du tissu. Si la cause de ces troubles réside dans une augmentation de tension en un point quelconque du système capillaire par le fait d'un obstacle mécanique qui peut avoir son siége dans le cœur, dans les veines, ou dans les artérioles par suite de lésion des vaso-moteurs, l'infiltration reste limitée au réseau atteint dans ses fonctions, et à ceux placés sous sa dépendance immédiate. Au contraire, si la cause efficiente est une modification du sang favorisant la diffusibilité des substances colloïdes, la tendance aux exhalations séreuses est en même temps augmentée dans tous les points du système capillaire, et l'infiltration, sinon générale d'emblée se manifeste du moins simultanément sur tous les points où à pression égale le tissu cellulaire offre le moins de résistance. Cependant il faut reconnaître que cette distinction en hydropisies d'ordre mécanique et d'ordre chimique ne saurait être prise dans toute sa rigueur que pour les œdèmes localisés et à leur début; dans les infiltrations étendues ou générales, les deux causes en effet s'ajoutent bientôt l'une à l'autre, et la déperdition de substances albuminoïdes par la sérosité épanchée est pour le sang une nouvelle cause de désalbuminémie qui favorise d'autant l'exosmose séreuse. Il y a longtemps qu'on l'a dit, l'hydropisie appelle hydropisie; l'albuminurie des maladies de cœur, l'énorme quantité de matières albuminoïdes qu'on peut extraire d'épanchements peu abondants, la reproduction rapide des épanchements du péritoine, à la suite de ponctions multipliées en fournissent au besoin la preuve.

Ainsi donc, les œdèmes mécaniques, par lésion du cœur, et des vaisseaux, par lésion des solides, comme on disait autrefois, qui forment la première classe des hydropisies, n'existent en réalité que lorsqu'ils sont à leur début et localisés. Sitôt qu'ils se généralisent il faut compter avec l'altération du sang.

Mais d'autre part, les modifications pathologiques du sang peuvent précéder de longtemps les troubles mécaniques. Toutes ces modifications reviennent en dernière analyse à une diminution absolue ou relative du chiffre de l'albumine du sérum, ou plutôt à un défaut d'équilibre dans les proportions des éléments constituants du sang, eau, albumine, fibrine, globules, car si ces divers principes ne sont pas liés entre eux dans un rapport quantitatif invariable, leurs variations ne sont pas non plus complétement indépendantes les unes des autres, et un changement dans la proportion de l'eau ou des globules, entraînera presque nécessairement une variation concomitante des substances albuminoïdes du sérum. A ce point de vue, on a pu tour à tour, et avec raison, invoquer l'hydrémie et l'anémie globulaire comme autant de causes favorisant l'exosmose séreuse, mais ces variations pathologiques n'acquièrent d'importance que par l'hypo-albuminose qui les accompagne. Toutes les causes qui concourent à diminuer les matières protéiques du sérum, comme conséquence de troubles nutritifs ou d'altérations viscérales, favorisent ainsi les transsudations séreuses; de là un deuxième groupe d'œdèmes, œdèmes dyscrasiques ou par altération du sang, groupe considérable eu égard à leur fréquence, mais très-restreint quant aux types des altérations qu'il comporte, et de plus mal défini, car la dyscrasie paraît n'être qu'une cause prédisposante, de l'infiltration, qui n'apparaît qu'à l'occasion d'un trouble mécanique, souvent fugace ou presqu'insaisissable.

L'immense majorité des œdèmes rentrent dans l'une ou l'autre de ces classes; ce seraient même les deux seules origines admissibles pour les pathologistes qui regardent l'œdème localisé comme l'effet unique et constant d'une oblitération veineuse, et l'anasarque comme toujours symptomatique d'une maladie de Bright. Il est vrai, qu'en l'état actuel de la science le nombre des affections dites essentielles diminue tous les jours, et c'est avec raison, car une maladie ne saurait être indépendante sinon d'une lésion appréciable, du moins d'un trouble fonctionnel plus ou moins temporaire; en ce sens l'œdème ne sera jamais véritablement essentiel, il ne sera que l'effet d'un état morbide incontestable, mais trop passager pour laisser des traces. Compris de cette manière, ces œdèmes paraissent ne pouvoir être révoqués en doute, et des exemples peu nombreux, mais absolument authentiques autorisent et légitiment cette distinction. Ce sont les œdèmes aigus qui succèdent à un refroidissement subit, à l'ingestion abondante des boissons froides, le corps étant en sueur, l'œdème apparaissant au déclin ou pendant le cours de la scarlatine, sans coïncidence d'albuminurie. Dans ces conditions on voit quelquefois survenir une infiltration du tissu cellulo-adipeux, moins souvent une ascite, un hydrothorax, ou un épanchement péricardique, mais dans tous ces cas qui, réserve faite de l'anasarque scarlatineuse, sont pour ainsi dire exceptionnels, la maladie offre une marche spéciale et des caractères qui la distinguent nettement des autres œdèmes. Le mode de début est constant; toujours l'œdème succède à l'impression du froid, surtout du froid humide; son apparition est en général brusque, sa marche rapide, sa durée variable, il se généralise promptement et peut en quelques heures envahir la totalité du tissu cellulaire; quelquefois il s'accompagne de phénomènes fébriles et d'élévation de température. Ces caractères semblent le rapprocher des phlegmasies.

Quoiqu'il existe dans la science un certain nombre de faits de ce genre dans lesquels l'hydropisie se montra sans connexion possible de lésions vasculaires, ou d'altérations du sang, divers pathologistes n'ont voulu voir dans ces manifestations, que l'expression d'un état morbide préexistant, indéterminé quant à sa nature et à son mode d'action, mais ayant pour résultat une diminution des matériaux protéiques du sérum. Ce mode pathogénique peut évidemment s'appliquer à tous les cas d'œdèmes survenus subitement et sans lésion organique évidente dans le cours d'une affection aiguë, car il est bien peu de celles-ci qui ne puissent à un moment donné s'accompagner de néphrite albumineuse, ou du moins de troubles nutritifs capables d'amener en fin de compte, une désalbuminémie positive, mais il ne saurait rendre compte de l'œdème qui succède en quelques heures à la suppression de sueurs abondantes, à l'impression du froid intus et extra, ni de celui qui éclate dans le cours de la scarlatine sans albuminurie appréciable, sans qu'on puisse même invoquer un refroidissement comme cause occasionnelle déterminante.

Même en laissant de côté ce dernier cas, puisqu'on pourra toujours en l'absence de lésion constatée, invoquer une modification générale de l'individu,en négligeant aussi tous les faits mal interprétés dans lesquels l'albuminurie a été ou transitoire ou méconnue, il n'en reste pas moins quelques exemples d'infiltrations qu'on peut à juste titre qualifier d'éssentielles, car l'origine des troubles circulatoires dont elles sont la conséquence, malgré de nombreuses théories, n'est point encore élucidée aujourd'hui.

M. Sée, rattachant ces infiltrations aiguës à un trouble fonctionnel du système nerveux, en fait un groupe à part de ses hydropisies névro-vasculaires; nous leur conserverons cette dénomination qui a l'avantage, tout en indiquant un rapport intime entre les troubles nerveux et l'apparition de l'œdème, de ne préjuger ni de la nature de ces troubles, ni de leur influence hydropigène.

Nous aurons donc à chercher les conditions pathogéniques de l'infiltration dans les trois classes que nous venons d'indiquer, œdèmes mécaniques, œdèmes névro-vasculaires qui forment un groupe à part dans cette catégorie, œdèmes liés à une modification secondaire du liquide sanguin; mais avant d'entamer ce sujet il est nécessaire, de signaler encore certaines con ditions qui pour être générales, ont cependant une grande influence dans la manifestation des phénomènes biologiques en l'état de santé et en celui de maladie.

Ces conditions résident dans la nature même de l'individu, dans l'état de ses forces, dans la résistance qu'il est capable d'opposer aux processus morbides et aux lésions de toute nature dans les recherches expérimentales.

Lorsqu'un appareil organique est plus particulièrement impressionnable on sait que c'est sur lui que se localisent de préférence les manifestations morbides. Une même cause, le froid par exemple, agissant simultanément sur plusieurs individus, ne détermine pas chez tous la même affection, chez l'un, c'est une bronchite, une angine, une pleurésie, chez l'autre une néphrite, ou un flux intestinal. A l'égard de certains œdèmes, cette susceptibilité particulière, joue le même rôle, quoique d'une façon moins manifeste. On voit en effet des individus qui sont toujours sous le coup d'une infiltration; ce sont les sujets lymphatiques à l'excès, à figure toujours bouffie, à extrémités froides et tuméfiées, à circulation lente, et dont les fonctions cutanées ne s'accomplissent que d'une façon tout à fait imparfaite; les scrofuleux qui, pour une ophthalmie subaiguë ont un œdème considérable des paupières, pour un rhumatisme des doigts une infiltration de tout le dos de la main et de l'avant-bras; ceux chez lesquels le défaut de vitalité de la peau occasionne quelquefois des gangrènes superficielles, à la suite de l'emploi de pommades irritantes, et où l'application de vésicatoires sur le cou amène un engorgement sous cutané considérable, quelquefois même un œdème de la glotte. Dans la même catégorie rentrent encore ces individus que leur constitution prédispose à la fois à l'engorgement œdémateux de la peau, et aux poussées d'érysipèle et chez qui, en même temps que la lésion cutanée amène une tuméfaction considérable des tissus voisins, la peau reste blanche ou à peine rosée, parce que le sang pauvre en globules est impuissant à y déterminer la coloration morbide.

Dans d'autres cas, l'état pathologique préexistant est pour ainsi dire voilé, et ne se révèle qu'à l'occasion d'une maladie intercurrente.

Sur un terrain pareil la genèse des œdèmes sera facile, non pas que nous considérions la scrofule et le lymphatisme, qui n'en est qu'une anomalie indécise dans ses manifestations, comme une cause efficiente d'œdème, mais parce que l'on peut admettre que les modifications, que cette disposition générale de l'économie entraîne dans les tissus et secondairement dans le sang, qui devient riche en eau et pauvre en hématies, en fibrine, en fer et en oxygène, favorisent les infiltrations séreuses, par suite de la laxité du tissu cellulo-adipeux et de la diminution des principes plastiques du liquide circulant.

Ce que nous venons de dire de la force de résistance de l'individu s'applique aussi aux œdèmes expérimentaux; le terrain n'est pas comparable, les animaux devant en général être pris dans de bonnes conditions, pour pouvoir résister aux désordres qu'entraîne nécessairement la ligature des gros troncs veineux; mais, de même que chez l'homme en bonne santé, la ligature ne suffit pas le plus souvent pour obtenir quelque résultat, et l'on se trouble dans l'obligation de faire intervenir des conditions adjuvantes de paralysie vasculaire qui ne se trouvent que rarement chez les hydropiques ou de provoquer de telles lésions que l'animal succombe, malgré la force de résistance qu'il oppose aux traumatismes.

Quant aux infiltrations par dyscrasie sanguine, nous pouvons bien placer l'animal dans de mauvaises conditions d'hygiène, l'affaiblir par des hémorrhagies successives, mais nous ne pouvons reproduire chez lui, les altérations de la période ultime du cancer, de la tuberculose, des cachexies cardiaque, rénale, splénique et ganglionnaire.

Enfin, pour les œdèmes liés à l'abaissement du chiffre des substances albuminoïdes du sérum, on peut bien faire varier les proportions de l'albumine, de la fibrine, et des globules, mais on sait que les modifications qu'on fait naître expérimentalement dans le chiffre de ces éléments, tendent toujours à s'effacer et le sang à reprendre son état normal, lorsque les causes originelles dont elles résultent dans l'état de maladie ne sont pas là pour les entretenir.

Toutes ces conditions rendent complexe l'étude physiologique de l'œdème mécanique, si simple en apparence, et peuvent jusqu'à un certain point expliquer la variabilité des résultats obtenus par les expérimentateurs. Mais cette étude devient plus complexe encore lorsqu'elle s'applique aux œdèmes liés à une altération pathologique du sang, car malgré les récents progrès de la chimie, trop d'incertitudes règnent encore sur la constitution des principes élémentaires de ce liquide et la nature des altérations qu'ils peuvent subir, pour qu'on puisse actuellement remonter aux causes des dyscrasies.

L'effet, la cause seconde d'où procède l'œdème est facilement appréciable, l'altération du sang parfois reconnaissable à l'analyse chimique ou au microscope, mais la cause même de l'altération et le mécanisme par lequel elle s'opère sont encore, dans presque tous les cas, entourés d'une complète obscurité. Aussi serons-nous bref sur ce dernier chapitre.

III

ŒDÈMES D'ORIGINE VEINEUSE.

La tension vasculaire dans les différents points de l'arbre circulatoire est proportionnelle, d'une part à la force d'impulsion du sang, de l'autre aux résistances que ce liquide rencontre sur sa route. Approximativement uniforme dans toute l'étendue du système artériel par suite de l'impulsion du cœur et de l'élasticité des parois des vaisseaux, elle est, au contraire, variable dans les systèmes capillaire et veineux, où le sang se trouve soustrait, sauf le cas de paralysie vaso-motrice, à une cause de progression directe. Les conditions de ces variations manométriques se trouvent dans la contractilité des artérioles qui opposent une certaine résistance à l'écoulement du sang dans les veines ; la capacité plus grande du système veineux, la dilatation considérable que ces vaisseaux peuvent aisément subir et l'influence des mouvements respiratoires, favorisent encore cette diminution de pression, de sorte que, dans l'état normal, la tension veineuse est de beaucoup inférieure à celle du système artériel. Dans les gros troncs veineux, elle n'atteint guère que 1[20e de celle des artères correspondantes et dans les artérioles, veinules et capillaires, quoiqu'elle n'ait pu être mesurée expérimentalement, elle suit, sans nul doute, les oscillations de la pression générale, avec d'autant plus de facilité que la vitesse de la circulation y est moindre que dans les vaisseaux efférents et afférents. Si donc, par suite de quelque lésion, l'équilibre normal entre les tensions antagonistes vient à se modifier, soit par augmentation de la pression veineuse, soit par exagération de la pression artérielle, il y a, dans les deux cas, stase dans les capillaires de diamètre invariable, élévation de tension et finalement transsudation séreuse élective à leur niveau. L'œdème est donc une diapédèse du système capillaire, s'effectuant sous l'influence de l'élévation de pression ; c'est l'exagération d'un phénomène physiologique, car on sait que, dans l'état normal, les globules rouges, et surtout les globules blancs traversent les parois des plus fines ramifications vasculaires pour arriver dans les tissus ou dans les lympathiques, sans lésion des vaisseaux, et cela seulement dans les points où le courant sanguin est ralenti. Cependant ces conditions, qui semblent si facilement réalisables par la ligature des veines, échouent dans un grand nombre de cas, ainsi que l'ont démontré les recherches de Ranvier. Cherchant à vérifier les assertions de Lower, Ranvier lia à plusieurs reprises les deux veines jugulaires, à leur partie inférieure chez des chiens et des lapins, mais ces animaux ne présentèrent ni œdème, ni écoulement de larmes, ni salivation. Monro et Cruveilhier l'avaient déjà constaté bien auparavant. La ligature de la fémorale au-dessous de l'anneau crural et celle de la veine cave inférieure dans l'abdomen, au-dessous des veines rénales ayant donné le même résultat négatif, Ranvier, soupçonnant le rôle des nerfs, coupa la sciatique d'un côté, sur un chien dont la veine cave avait été liée ; il survint alors de ce côté un œdème considérable, l'autre membre restant indemne. Cette expérience répétée à plusieurs reprises donna un résultat constant ; toujours l'œdème apparut du côté paralysé. On pouvait *a priori* penser que l'élément vaso-moteur seul était en cause. Pour s'en assurer, Ranvier, sur un chien dont la veine cave inférieure était liée, ouvre le canal rachidien et coupe, du côté gauche, les racines des trois dernières paires lombaires et des sacrées, qui ne renferment pas de filets vaso-moteurs. Le membre abdominal gauche, bien que complètement paralysé du mouvement et du sentiment, ne présenta ni œdème ni élévation de température et, le chien ayant succombé quelques heures après l'opération, l'examen nécroscopique ne révéla aucune trace d'hydropisie. Sur un autre chien, dont la veine cave avait été également liée, on coupa la moelle au-dessus du renflement lombaire, c'est-à-dire au-dessous du point d'émergence des vaso-moteurs des extrémités inférieures, l'animal vécut vingt heures ; il y eut une paralysie complète du train postérieur, mais pas d'infiltration du tissu conjonctif. Ranvier en conclut que la paralysie des vaso-moteurs est une condition essentielle du développement de l'œdème, par la dilation vasculaire et l'afflux de sang qu'elle entraîne et l'élévation de tension qui en résulte.

Mais cet élément nerveux, qui n'agit en général que d'une façon passagère dans la ligature veineuse, n'a lui-même qu'une action douteuse ou nulle. Ainsi la ligature de la fémorale chez un chien vigoureux peut n'occasionner aucun œdème, alors même que la suppression de l'innervation vaso-motrice a momentanément provoqué au-dessous de l'obstacle un afflux de sang considérable. La ligature de la jugulaire n'entraîne pas, dans la majorité des cas, l'infiltration de la face et du cou, même si l'on opère concurremment la section du sympathique. De même, au point de vue clinique, les ligatures pratiquées dans le cas de plaies des veines sont rarement suivies d'œdème, tandis que d'autres fois, au contraire, celui-ci se produit chez des animaux qui n'ont subi ni compression de veines, ni lésion des vaso-moteurs ; enfin, il peut se montrer à la suite de la seule section du sciatique, lorsque les sujets en expérience sont affaiblis par des traumatismes répétés ou placés dans de mauvaises conditions hygiéniques.

Ces résultats, en apparence contradictoires, tiennent à deux causes, d'une part la facilité avec laquelle se rétablit la circulation collatérale, et de l'autre l'état des forces des sujets en observation et la composition du sang.

C'est en effet une erreur accréditée que la ligature d'un gros tronc veineux entraîne presque fatalement l'interruption du cours du sang. Il n'en est rien. Déjà en 1820 Raynaud avait cité des cas d'oblitérations de la veine cave et de la veine iliaque non suivies d'œdèmes, et depuis lors de nombreuses observations, dans des cas de traumatismes intéressant les veines, ont démontré l'incroyable facilité avec laquelle se rétablit la circulation. Les recherches plus directes de Sappey ont confirmé cette manière de voir, en montrant que dans la partie sus-diaphragmatique du corps, le système veineux forme un réseau anastomotique excessivement riche, que tous les gros vaisseaux de la région communiquent entre eux par de nombreuses branches d'origine et qu'une injection poussée par l'un de ces canaux remplit tout le système veineux supérieur. Une ligature posée sur les jugulaires ne saurait donc intercepter les voies de retour du sang, ni amener, par conséquent, d'œdème de la face, de larmoiement et de salivation. Aussi, à cet égard, les expériences de Lower, quoique importantes sous le rapport de la priorité restent toujours un peu obscures. Pas plus que Ranvier, nous n'avons obtenu d'œdème de la ligature des deux jugulaires. Hehn, à Kronstadt, Th. Rott à Berlin sont arrivés à la même conclusion. Boddaert (de Gand) prétend, il est vrai, que si on lie les deux jugulaires chez le lapin et qu'on sectionne en même temps le sympathique, on obtient un œdème considérable, qui envahit jusqu'au tissu conjonctif rétro-oculaire, mais Vulpian qui a incidemment répété plusieurs fois ces expériences, n'a pas confirmé cette assertion, et, d'ailleurs, la paralysie du sympathique place l'animal dans des conditions spéciales sur lesquelles nous insisterons plus loin. Ainsi, dans la région cervicale et à la racine des membres supérieurs, il existe, à côté des veines oblitérées, des voies de retour toujours ouvertes, perméables même à des liquides grossiers, fonctionnant presque instantanément et sans dilatation préalable. Dans la ligature des veines des membres inférieurs et dans celle de la veine cave, les choses se passent de même, quoique à un moindre degré. Sappey n'a pas pu, en effet, faire pénétrer une injection solidifiable au-dessus de la crurale liée au pli de l'aine ; mais si, au lieu d'un mélange de suif et de noir fumée, on emploie un liquide fluide, l'injection parvient avec facilité jusque dans l'oreillette droite. Enfin la veine cave étant liée à différentes hauteurs, la circulation peut encore se rétablir entre les membres inférieurs et l'oreillette droite par l'intermédiaires des veines extra-rachidiennes aboutissant à la partie terminale de la veine cave ascendante. Il est donc bien prouvé que la circulation en retour est assurée après la ligature de la veine fémorale à la racine du membre et celle des troncs veineux de l'abdomen, quoique les voies anastomotiques et dérivatives soient moins étendues que dans la portion sus-diaphragmatique du corps. Ce résultat concorde avec les recherches expérimentales, car on sait que l'infiltration se produit plus facilement aux membres inférieurs et y est plus persistante qu'aux membres thoraciques. Mais, indépendamment de ce retour moins facile de sang veineux, indépendamment de sa marche rétrograde et de la disposition anatomique des vaisseaux dans le bassin, un autre élément concourt aussi, dans une certaine mesure, à faire des extrémités abdominales le lieu d'élection les hydropisies ; c'est la différence de la pression excentrique dans les différents points du système veineux. Plus on s'éloigne du cœur et des poumons, plus la pression augmente, car le sang se vide à l'inspiration et ne s'accumule pas dans les vaisseaux lorsque le jeu du cœur et de la respiration sont libres. En vertu de cette aspiration thoracique, qui s'étend jusqu'aux petites veines du crâne et aux sinus de la dure-mère, la pression est constamment négative dans la portion du système veineux située au-dessus du cœur. Pour la portion sous-diaphragmatique cette condition n'existe plus, car cette aspiration, qu'on retrouve encore assez nette dans le foie, au niveau des veines sus-sépatiques, ne se perçoit plus au-dessous de lui ; aussi, dans la partie inférieure de la veine cave abdominale, dans les veines iliaques et celles des membres inférieurs, la pression constamment positive ne subit plus que des oscillations en rapport avec les mouvements respiratoires, sans que jamais le sang se vide assez pour que la tension tombe au zéro.

Quoi qu'il en soit, la facilité avec laquelle se rétablit la circulation collatérale est un écueil dans la production des œdèmes expérimentaux ; elle a conduit, un moment, à accorder au système nerveux un rôle fort exagéré dans la genèse de ce processus, en faisant considérer l'élévation de tension, dans le système capillaire, plutôt comme le résultat d'un trouble des vaso-moteurs que comme le fait de la stase veineuse. Sans doute, dans certains cas, la paralysie et l'excitation du système nerveux paraissent avoir une influence hydropigène non douteuse, mais c'est rare, et dans l'immense majorité des cas l'œdème est consécutif soit à une gêne circulatoire s'étendant à tout un département veineux, soit à une oblitération vasculaire non pas limitée comme celle que peut produire une simple ligature, mais occupant toute la longueur d'un tronc principal, intéressant aussi les collatérales et diminuant par cela même, d'une façon absolue le nombre et l'étendue des voies de retour.

On arrive, du reste, à ce résultat sans faire intervenir aucune lésion nerveuse.

Straus et Duval (*Dict. méd. et Chir. prat.*, *tome XVIII*, *art.* Hydropisie) ont montré que, la veine fémorale étant liée à l'anneau, si l'on place une seconde ligature sur la veine crurale, on obtient rapidement un œdème occupant toutes les parties du membre situées au-dessous de la ligature inférieure, la circulation dérivative qui avait bien réussi à neutraliser les effets d'une première ligature ne pouvant surmonter ce nouvel obstacle. Cependant il ne faudrait pas croire qu'une ligature unique n'entraîne jamais d'œdème chez l'individu ou l'animal en santé. M. Vulpian a cité le fait d'un chien qui offrit une infiltration considérable quelques jours après une ligature de la fémorale pratiquée très-haut et Straus et Duval, dans un cas analogue, trouvèrent à l'autopsie un caillot très-prolongé occupant la veine sur une longueur de cinq centimètres au-dessous de l'obstacle et gênant, par conséquent, l'établissement d'une circulation collatérale. Nous avons obtenu le même résultat en opérant sur des animaux affaiblis, anémiés par suite de saignées et de mauvaise nourriture en les mettant en un mot non dans des conditions cachectiques, mais dans un état de débilité analogue à celui que détermine une maladie de longue durée.

Ainsi, expérimentalement, il est le plus souvent nécessaire pour produire l'œdème, de faire intervenir un élément accessoire, soit une deuxième ligature, soit une section vaso-motrice qui agit en paralysant les artères et en augmentant la masse et la pression du sang dans les petits vaisseaux ; mais ce dernier artifice d'expérimentation, qui doit suppléer à la difficulté où l'on est d'agir sur les gros troncs veineux sans amener la mort de l'animal par arrêt brusque de la circulation ou par suite des lésions qu'il doit nécessairement subir pour rendre ces vaisseaux accessibles, ne saurait être considéré, dans cette première classe d'œdèmes mécaniques, comme ayant une part directe dans la genèse de l'infiltration.

C'est au reste ce que démontrent, ainsi que nous allons le voir, les oblitérations pathologiques des veines.

D'une façon générale on peut dire que toutes les lésions capables de déterminer une stase veineuse étendue sont des causes efficientes d'œdèmes.

Mais toutes ces causes n'agissent ni avec la même fréquence ni avec la même intensité et l'on peut, sous ce rapport, les diviser en deux groupes. Les unes déterminent un arrêt complet ou à peu près à leur niveau ; ce sont les œdèmes localisés, en rapport avec le réseaux capillaires de la région desservie par la veine interceptée et qui n'ont pas de tendance à se généraliser. L'oblitération vasculaire peut bien, sous l'influence d'une cause générale, se montrer simultanément, en divers points du système veineux, mais on observe alors plusieurs foyers œdémateux, correspondant chacun au département vasculaire oblitéré, et dans chaque point l'infiltration conserves on caractère d'affection locale. A ce groupe appartiennent tous les œdèmes déterminés par oblitération ou compression vasculaire.

Les causes du second groupe agissent en amenant une élévation de la tension veineuse générale. L'infiltration, limitée d'abord à son début, s'étend alors plus ou moins rapidement au tissu cellulaire général et aux cavités séreuses. C'est l'œdème des affections organiques du cœur, et celui qui accompagne, dans un ordre beaucoup plus limité, les affections pulmonaires étendues.

On voit par ce rapide aperçu que les œdèmes liés à un trouble de la circulation du sang noir forment la classe de beaucoup la plus importante en clinique. Leur nombre étant considérable, nous n'avons pas la prétention de les passer tous en revue. Nous nous bornerons à signaler les principaux d'entre eux, sans insister sur des faits si bien établis qu'ils sont devenus vulgaires.

Compressions veineuses. — Les causes qui déterminent un arrêt absolu de la circulation peuvent siéger au dehors des veines. Tels sont les cas de compression par des tumeurs de toute nature, des ganglions engorgés ou atteints de dégénérescence quelconque, les œdèmes développés au voisinage d'un foyer de suppuration ou d'un abcès profond dont ils constituent quelquefois le seul symptôme apparent.

Telles sont les collections liquides du péritoine qui se rattachent à une lésion du foie, de la rate, des reins sans coïncidence d'albuminurie; l'ascite par occlusion des radicules veineuses dans la tuberculisation et le cancer du péritoine sans péritonite, et l'hydrocéphalie de la tuberculisation des méninges sans méningite. Les granulations qui envahissent les parois des petits vaisseaux, dans ce dernier cas, leur forment une véritable gangue; ceux-ci s'oblitèrent, et les parties privées de circulation sont atteintes de nécrobiose et d'œdème. C'est par ce mécanisme que les lésions tuberculeuses des centres cérébro-spinaux occasionnent fréquemment de l'œdème et du ramollissement sans l'intervention de processus inflammatoire.

Le mécanisme est partout le même, et ces cas ne diffèrent que par le siége de l'obstacle et l'étendue de l'infiltration. La compression de la veine cave supérieure par une tumeur, un anévrysme de l'aorte, un paquet de ganglions bronchiques tuberculeux se traduit par un œdème de la face et des membres thoraciques. Chomel a cité le fait d'un individu qui offrait un œdème limité à la moitié supérieure du tronc ; la face, le cou, les deux bras et la partie supérieure de la poitrine présentaient une distension séreuse qui constrastait étrangement avec la maigreur excessive des trois quarts inférieurs du corps. A l'autopsie, on trouva la veine cave supérieure comme étranglée dans une production cancéreuse qui occupait le médiastin postérieur. Plus récemment on a cité un cas de compression de la veine cave inférieure par une péricardite suppurée. C'est au même titre que l'utérus gravide amène fréquemment un œdème des membres inférieurs, plus apparent à droite, en raison de la disposition anatomique des vaisseaux, et la relation de cause à effet entre la compression vasculaire et l'infiltration est démontrée par le caractère transitoire de cette dernière qui disparaît après l'accouchement. D'autres conditions, cependant, peuvent amener chez la femme grosse l'apparition de l'œdème, mais celui-ci perd alors son caractère fugace et devient persistant. Ajoutons encore que l'augmentation de tension artérielle qui se produit dans le cours de la grossesse facilite pour sa part la genèse de l'infiltration.

La compression au lieu d'être périphérique peut occuper le calibre même du vaisseau et l'œdème être symptomatique d'une coagulation intravasculaire étendue. C'est ainsi qu'on l'a vu se produire à la suite d'opérations chirurgicales graves nécessitant une immobilisation consécutive prolongée ; après des ligatures, surtout si la plaie s'enflamme, ou lorsque le malade s'affaiblit ; dans les cas de traumatismes avec dénudation de grosses branches veineuses. On le rencontre aussi à la suite de fortes contusions avec ou sans plaie des téguments : il apparaît alors brusquement, prend une prompte extension et peut s'accompagner de troubles de nutrition qui aboutissent à la suppuration et à la gangrène.

Ces phénomèmes inflammatoires qui lui ont fait imposer le nom d'œdème purulent aigu (Pirogoff, Billroth) ne sont que secondaires ; le fait primordial est la coagulation du sang dans la veine, et la brusquerie d'apparition de l'œdème, sa généralisation presque immédiate sont en rapport direct avec la rapidité de l'oblitération des vaisseaux, le volume de ceux-ci et la laxité du tissu cellulaire.

Mais les causes de beaucoup les plus puissantes d'obstacles au cours du sang sont les concrétions sanguines qui se forment pendant la vie, sous l'influence de conditions générales et locales, à l'intérieur des veines.

Ces concrétions sanguines, déjà entrevues par les anciens qui leur avaient donné le nom de polypes veineux, mieux étudiées par Virchow, qui les désigna sous le nom générique de thromboses, dominent toute l'histoire des hydropisies par oblitérations veineuses. Lorsqu'elles occupent une grosse veine et s'étendent aux collatérales du tronc primitivement oblitéré, elles peuvent, en effet, devenir une cause efficiente d'œdème, mais d'un œdème qui affecte, dans la plupart des cas, une apparence et une marche spéciales.

Tantôt ces thromboses sont reliées à une altération des parois veineuses, à une phlébite, ce qui est rare, à un traumatisme, à une distension variqueuse qui n'agissent qu'en amenant un rétrécissement ou une dilatation du conduit lesquels favorisent l'évolution de troubles circulatoires; tantôt, et c'est presque toujours le cas, elles sont indépendantes de toute modification pariétale et relèvent de la stase du sang et du ralentissement de son cours ; elles peuvent enfin se développer sous l'influence d'une cause générale, indéterminée jusqu'à présent, mais à laquelle l'altération du sang n'est peut-être pas si complètement étrangère qu'on l'a soutenu ces derniers temps.

Entre ces causes : altération inflammatoire ou autre des parois, parésie vasculaire et stase, et peut-être modification du sang, se répartissent toutes les thromboses qui apparaissent à la suite de maladies aiguës, dans le cours des cachexies, et dans l'état puerpéral, qui occupe le premier rang sous le rapport de la fréquence.

Thromboses puerpérales ou traumatiques.

Dans l'ensemble des phénomènes morbides présentés par les femmes en couches, le gonflement douloureux des membres abdominaux se montre à titre de complication, assez peu fréquente, il est vrai, mais toutefois moins rare que ne le pensait Grisolle. Cet œdème, à tous égards diffèrent de celui qui apparaît pendant la grossesse, par le fait d'une gène circulatoire, de l'albuminurie, ou d'une affection du cœur, développée sous l'influence de l'état puerpéral, se limite, en général, à l'un des membres inférieurs, ou ne les envahit que successivement. Il est dur, douloureux surtout le long du trajet des vaisseaux, au point où les veines oblitérées et un peu dilatées qui donnent la sensation d'un cordon noueux, plein, roulant sous le doigt, compriment quelque branche nerveuse; ainsi la crurale au niveau du ligament de Poupart, la saphène au point de réunion des jumeaux, les veines superficielles au niveau des filets sous-cutanés. D'autre part, elles sont elles-mêmes comprimées par suite de la contraction musculaire, à leur point d'émergence. La peau reste habituellement blanche; rarement elle présente quelques rougeurs fugaces dues à une lymphangite des réseaux superficiels, ou un lacis veineux formé par la dilatation des veinulés; plus rarement encore, elle offre des sueurs localisées, avec rougeur et élévation de température, indices de troubles vaso-moteurs. L'œdème de la phlegmatia débute quelquefois par le dessus du pied, tandis que le caillot à son début est surtout perceptible au niveau de la racine du membre dans la région inguino-crurale. Plus souvent, il affecte une marche descendante, envahit d'emblée l'extrémité supérieure de la cuisse et s'étend de là à la jambe et au pied, ou se limite à l'une de ces régions; d'autres fois, lorsque la maladie est intense, le gonflement paraît envahir d'emblée la totalité du membre. La fièvre fait défaut, et lorsqu'elle existe, elle se lie communément à l'affection primitive dont la phlegmatia est un épiphénomène, parfois à une phlébite de la crurale développée par propagation de la phlegmasie des sinus utérins.

L'œdème douloureux, chez les femmes récemment accouchées, siége de préférence aux membres inférieurs, très-rarement aux supérieurs.

Il en est de même, quoique à un moindre degré, chez les cancéreux, les tuberculeux et dans la chlorose; cependant dans le cours d'états cachectiques l'œdème des membres supérieurs est positivement moins rare qu'à la suite des couches. On l'a signalé dans des cas de cancer du sein, lorsque l'altération s'étant propagée aux ganglions axillaires, ceux-ci compriment, puis oblitèrent les veines correspondantes. Trousseau a rapporté un fait de coagulations veineuses généralisées aux quatre membres chez une femme à la dernière période d'une tuberculose pulmonaire, et Cruveilhier en cite un exemple analogue. « Un phthisique au dernier degré fut pris quinze jours avant la mort d'un œdème considérable avec tension extrême du membre supérieur droit, de la région thoracique antérieure et de la région latérale droite du cou. Les veines superficielles de ces régions étaient très-développées; la douleur, limitée au trajet de la veine axillaire et de la jugulaire interne, excessive. L'autopsie démontra une phlébite oblitérante du tronc veineux brachio-céphalique droit ; la jugulaire interne et l'axillaire étaient remplies de caillots non adhérents, développés sous l'influence de la stase. La cause de cette phlébite était une caverne pulmonaire du sommet, fortement accolée au tronc veineux brachio-céphalique, qui faisait en quelque sorte partie intégrante des parois de la caverne. Un travail inflammatoire opéré dans l'excavation s'était propagé aux parois veineuses, car cette phlébite n'avait rien de tuberculeux.» (Cruveilhier, *Ann. path.*, tome IV). M. le professeur Béhier et

M. J. Worms ont également observé des cas de phlegmatia du membre thoracique développée sous l'influence d'un cancer utérin. Enfin M. L. Bec a récemment rapporté l'observation d'un œdème douloureux du membre supérieur, à marche successivement envahissante, qui survint trois semaines après l'accouchement et s'accompagna de tendance à l'œdème de la glotte.

Il s'agissait d'une femme très-anémique, présentant de la bouffissure du visage et une pâleur habituelle des téguments. L'accouchement avait été peu laborieux, l'hémorrhagie normale et tout semblait marcher à souhait, lorsque survient un gonflement considérable du membre thoracique droit qui s'étend bientôt à l'épaule. La peau lisse, blanche, tendue, gardant à peine l'impression du doigt, présente au niveau du pli du coude des traînées bleuâtres. Tout le membre est douloureux et la pression, presque intolérable, laisse sentir des cordons durs, noueux, indices certains de veines oblitérées. — Sous l'influence du traitement, la tuméfaction et la douleur disparurent, mais dix jours plus tard, l'œdème revenait de nouveau, occupant cette fois la partie supérieure de la poitrine, le cou et la face, principalement du côté gauche.

Partout le gonflement se présente avec les mêmes caractères qu'au bras. Les paupières sont à peine entr'ouvertes; la parole est difficile, la voix rauque et altérée. La respiration dyspnéique laisse entendre à l'inspiration un râlement et un ronflement guttural assez fort. — Rien à l'auscultation des poumons. — On ne fut pas sans crainte, dit M. Bec, en reconnaissant ommencement d'œdème de la glotte. Cependant quelques jours après, la douleur cède de nouveau, la tuméfaction diminue et avec elle les symptômes d'oppression, mais ces derniers n'avaient pas encore disparu que des douleurs intolérables se faisaient de nouveau sentir dans le bras gauche, signe de l'extension du mal. Dans le membre thoracique de ce côté, en effet, le gonflement survint bientôt avec le même cortége de symptômes plus intenses encore et avait, en peu de temps, gagné toute l'étendue des membres. — Quelques jours plus tard, tous ces phénomènes avaient définitivement disparu (1).

(1) Gaz. des hôp., 20 novembre 1873.

Ici l'œdème a disparu lorsque, les caillots oblitérateurs s'étant résorbés, la circulation s'est rétablie. Cette résorption n'a pas lieu seulement chez les femmes en couches et dans la forme légère de la phlegmatia alba ; on la retrouve même dans des cas de cachexies à leur dernière période. Dans le fait de Trousseau, des coagulations généralisées avaient entraîné un œdème douloureux considérable des quatre membres ; puis celui-ci s'était résorbé aux deux bras. L'autopsie montra les veines des membres thoraciques souples et perméables dans toute leur étendue ; seul, dans la veine céphalique, restait un petit caillot fusiforme, adhérent seulement en quelques points de sa surface et assez peu volumineux pour permettre à la circulation de se faire autour de lui. Aux membres inférieurs dont les veines renfermaient des caillots, l'infiltration avait persisté, ainsi que la douleur. Nous avons observé à l'Hôtel-Dieu un cas analogue ; la phlegmatia du membre thoracique, développée chez une femme atteinte de cancer de l'utérus, disparut peu à peu, en même temps que des coagulations erratiques se montraient dans la région des malléoles ; plus tard, elles envahirent de nouveau les poignets et les avant-bras, puis se fixèrent définitivement sur les membres inférieurs.

Quelle est la valeur de ces œdèmes douloureux ? En principe, il est de règle qu'à un œdème localisé corresponde toujours une obstruction de la veine principale de la région, et son apparence spéciale, sa dureté n'impliquent que ce fait que la veine principale profonde est envahie dans sa totalités et que les collatérales sont insuffisantes, si elles ne sont elles-mêmes oblitérées à rétablir la circulation.

Quant au point de départ de ces coagulations, plusieurs opinions sont en presence, mais deux surtout méritent d'être relevées. L'une, soutenue déjà anciennement par J. Vogel, rapporte ces thromboses locales à une modification chimique du sang: les globules rouges seraient diminués, l'eau du sérum et les globules blancs augmentés et la fibrine proportionnellement fort au-dessus de son chiffre normal, aurait de la tendance à se coaguler spontanément. Mais jusqu'à présent l'inopexie est une hypothèse qui ne repose sur aucune preuve réelle, et, du reste, cette altération fût-elle de tous points démontrée, elle ne pourrait guère, chez les femmes en couches, que jouer le rôle de cause prédisposante. Or les causes déterminantes, ralentissement de la circulation, parésie cardio-vasculaire, dégénérescence du cœur, font défaut chez elles, en dehors d'un état tout à fait grave.

L'inopexie ne saurait donc ici être mise en cause.

D'autres ont admis une inflammation primitive de la veine, opinion qui compte encore aujourd'hui de nombreux partisans. Sans doute, dans certains cas, on peut observer des lésions qui sont le fait d'une phlegmasie subaiguë, mais il est difficile de prouver que ces altérations sont la cause même de la coagulation plutôt que sa conséquence, le caillot primitif faisant l'effet de corps irritant pour les parois vasculaire.s

D'après cette seconde manière de voir, l'oblitération veineuse serait constamment le fait d'une phlébite. Il est vrai qu'on ne trouve pas souvent du pus dans la veine et des néomembranes pariétales, mais il y a des adhérences intimes du caillot avec les parois, un épaississement scléreux du tissu connectif périvasculaire et des rugosités de la membrane interne avec desquammation de l'endothélium; quelquefois, la phlegmatia a été suivie de l'apparition de petits abcès péri-veineux; enfin, on a quelques cas de pus dans la veine, cas peu nombreux, car la régression granulo-graisseuse du caillot, sa transformation en cavité kystique remplie de bouillie puriforme, ont plus d'une fois, dans les exemples cités, fait croire à une phlébite suppurée tout à fait imaginaire.

Devant ces altérations, il n'est guère possible de nier que l'œdème blanc douloureux ne puisse être quelquefois le résultat d'une phlébite dont le point d'origine se trouve dans l'inflammation des veines utérines et hypogastriques. Mais cette opinion s'applique-t-elle à tous les cas? Partant de cette idée, on a soutenu l'opinion de la bénignité de la phlébite pour les cas qui guérissent sans phénomènes inflammatoires manifestes, tandis que les cas graves aboutiraient à une suppuration intraveineuse et finalement à l'infection purulente. Il ne faudrait pas accorder à ces considérations une portée exagérée, car, tout en admettant la possibilité de la phlébite, il ne paraît pas douteux lorsqu'on trouve, à l'autopsie, des veines oblitérées par un caillot fibrineux sans aucune trace d'inflammation des parois, que les caillots se sont formés sur place spontanément, et sans intervention des tuniques vasculaires. Il s'est opéré en réalité, dans ces cas, une thrombose traumatique. Après l'accouchement l'utérus offre une véritable plaie; par le fait de la déchirure de la caduque et du décollement du placenta, la muqueuse utérine est enlevée, la couche musculeuse reste à découvert, et au niveau de ces lésions, des vaisseaux plus ou moins volumineux sont déchirés. Si alors, après la délivrance, l'utérus se contracte avec énergie, ces vaisseaux sont comprimés et le sang en grande partie expulsé, mais si l'organe est lent à revenir sur lui-même, le sang peut se coaguler dans l'intérieur des sinus et le coagulum s'étendre des veines utérines aux pelviennes, à l'iliaque et même à la veine cave inférieure, déterminant une stase veineuse et un engorgement douloureux de l'une ou des deux extrémités. Puis, au déclin de la maladie, les caillots se résorbent, les veines redeviennent perméables et l'œdème disparaît en même temps que se déclare souvent une angioleucite aiguë passagère en rapport avec la suractivité et l'irritation consécutive des lymphatiques, qui paraissent être une des principales voies de résorption pour la sérosité épanchée.

C'est là une première forme d'œdème douloureux, forme qu'on a appelée bénigne, mais qui n'est point sans gravité. La mort peut survenir subitement, par le fait d'une syncope, comme cela se voit chez des accouchées qui n'ont présenté aucun signe de phlegmatia, ou bien elle est précédée, pendant quelques heures, de symptômes dyspnéiques, d'angoisse, d'anxiété précordiale. A l'autopsie, on trouve des caillots dans l'artère pulmonaire. On a soutenu l'opinion qu'ils se formaient sur place et qu'il se passait dans l'artère pulmonaire, ce qui a lieu dans les veines oblitérées, une phlébite adhésive spontanée, isolée et rapidement mortelle. La valeur même, l'importance des fonctions de l'organe en cause expliquerait la brusquerie des phénomènes observés et leur terminaison. Quoique cette opinion puisse à la rigueur se soutenir, il est cependant infiniment plus probable que ces coagula emboliques proviennent des caillots des membres inférieurs et qu'ils se sont détachés de leur extrémité libre, peu adhérente en général aux parois, et qui se prolonge jusqu'au niveau de collatérales. Sous l'effort du courant sanguin, arrivant par des troncs secondaires, ce prolongement se ramollit et peut, à l'occasion des premiers efforts musculaires, être emporté par le torrent circulatoire vers le cœur et de là dans l'artère pulmonaire et ses branches. Ainsi s'expliquent les morts subites qui surviennent chez les femmes récemment accouchées, deux ou trois septénaires après la délivrance, et dans le cours d'une phlegmatia en apparence bénigne. Dans quelques cas, au lieu de se résorber, ces caillots peuvent s'organiser en déterminant dans la paroi du vaisseau une inflammation légère qui se propage au tissu environnant. La veine se trouve alors remplacée par un tissu fibreux et son calibre définitivement obstrué. L'œdème, parfois considérable, qu'on observe alors, si c'est la veine principale qui est intéressée, peut alors persister souvent pendant des années, affectant une marche intermittente, disparaissant par le repos pour reparaître sous l'influence de fatigues, de contractions musculaires, de la station prolongée, toutes causes qui imposent au système veineux du membre un travail insolite auquel les collatérales ne peuvent suffire. La stase s'ensuit et l'œdème reparaît.

Si la phlegmatia reconnaît presque constamment pour cause une thrombose traumatique, il ne faudrait pas nier d'une façon absolue l'influence des parois veineuses. Dans certains cas, en effet, où l'on constate d'emblée des phénomènes généraux et locaux d'une grande intensité, la coagulation ne reconnaît d'autre cause qu'une phlébite secondaire développée par propagation. Alors la douleur est excessive, le gonflement considérable, la température élevée, la fièvre intense ; des plaques d'erysipèle bulleux envahissent les membres œdématiés en même temps que des collections purulentes se forment dans l'intérieur des tissus, dans la fosse iliaque et les muscles de cette région. C'est la forme grave de la phlegmatia qui se termine presque constamment par la mort avec symptômes d'infection purulente et putride.

Indépendamment des coagulations veineuses, on a récemment attribué au système nerveux un rôle important dans la pathogénie de la phlegmatia. Se fondant sur les expériences de Ranvier et sur ce fait que la douleur précède presque constamment l'apparition de l'œdème, qui se développe en premier lieu au niveau des points primitivement douloureux, M. Gafé (Thèse 1873) a formulé une théorie qui peut se résumer ainsi : La pression de la tête du fœtus comprimant dans le bassin non les veines mais les nerfs, il en résulte une paralysie ou une semi-paralysie ; cette paralysie, qui rend compte de certains troubles observés au début et à une période avancée de la malalie, entraîne une dilatation vasculaire et favorise ainsi le développement des thromboses. Peu après, le Dr Chamousset (Thèse 1873) a rapporté à la compression et à l'irritation mécanique des nerfs des membres inférieurs les désordres nerveux de la phlegmatia, désordres qui seraient, à leur tour, une cause adjuvante de l'infiltration.— A ce point de vue, cette théorie est très-admissible. La compression du plexus sacré pendant le travail de l'accouchement, son irritation, par suite de l'inflammation des organes du petit bassin, d'abcès du ligament large et du tissu cellulaire, paraît sans doute devoir favoriser la stase veineuse soit par paralysie des vaso-moteurs, soit par irritation réflexe des filets qui dilatent les vaisseaux. Ces troubles nerveux s'appliquent du même coup aux douleurs névralgiques et névralgiformes de la phlegmatia, à l'hyperesthésie cutanée et musculaire aux sueurs et à l'élévation de température locale qui s'observent quelquefois en l'absence de tout phénomène inflammatoire du côté de la veine oblitérée, mais cette influence hydropigène est impuissante, en l'absence de désordres de la circulation du côté des sinus et des veines du bassin, à produire soit l'infiltration spéciale de la phlegmatia, soit la localisation de l'œdème aigu en des points limités des membres inférieurs.

La lésion viscérale est donc bien le foyer d'origine unique des thromboses dans l'état puerpéral.

En dehors de ces cas, où la pathogénie de ces concrétions sanguines est facile à saisir, par suite de la continuité de tissu et par l'époque de leur apparition, en général rapprochée de la délivrance, il en est d'autres dans lesquels, en dehors de toute phlegmatia, de toute phlébite, et sous l'influence d'une altération générale du système veineux dont le point d'origine présumable réside dans les sinus utérins, des coagulations partielles peuvent se montrer tardivement dans différents départements vasculaires et y occasionner de l'œdème, des suffusions hémorrhagiques et du ramollissement. Sans vouloir préjuger ici ni de la nature de ces lésions ni de leur pathogénie, voici le fait tel que nous l'avons observé avec M. Liouville, dans le service de notre maître, M. Béhier :

OBSERVATION I. — Suites de couches. — Coagulations veineusesmultiples. — Hémorrhagie et ramollissement cérébral.

M..., âgée de 26 ans, accouchée depuis un mois, entre, le 20 mars 1874, à l'Hôtel-Dieu, salle Sainte-Anne, n° 13. Elle est dans un sopor complet et en pleine résolution; cependant on peut reconnaître de la façon la plus évidente les signes d'une hémiplégie droite occupant les membres et la face. Les traits de la moitié droite de la face sont affaissés et immobiles, la commissure labiale abaissée, la langue déviée à gauche; lorsqu'on soulève le bras et la jambe gauche, ils offrent une certaine résistance, tandis que les membres du côté droit retombent comme des masses inertes.

La sensibilité générale est obtuse, mais plus à droite qu'à gauche, la température, plus élevée du côté droit, accuse au pli du coude une différence de 0°5 cent. sur l'autre côté, au niveau correspondant. Le pouls, régulier, est à 116. La température 38° 8. Le ventre est souple, dépressible, non douloureux à la pression; l'utérus n'est pas accessible à la palpation hypogastrique. Il n'y a ni œdème des membres inférieurs, ni éraillures de la peau, ni nodosités sur le trajet des veines. A l'auscultation, quelques râles sibilants.

Le 25 mars, la fièvre s'allume; le pouls monte à 150, et la température à 39° 4, en même temps que la face offre tous les signes d'une violente congestion.

Deux jours plus tard, la déglutition devient difficile, l'abdomen se tympanise, les battements du cœur deviennent désordonnés et tumultueux, et dans la nuit la malade succombe aux progrès de l'asphyxie et dans le coma.

A l'autopsie, nous constatons que la moitié postérieure du cerveau, à gauche, est augmentée de volume; la dure-mère est épaissie et il existe une pachyméningite hémorrhagique correspondant à la partie latérale externe et à la partie moyenne du lobe gauche, avec ramollissement ocreux du parenchyme cérébral. Les grosses veines, ainsi que leurs ramifications sont oblitérées par des caillots; dans la partie inférieure, les sinus de la dure-mère contiennent aussi des coagulations étendues. L'œdème de la face, signalé comme conséquence possible de ces lésions, fait défaut, mais on constate à gauche, dans la partie latérale moyenne du lobe sphénoïdal, au-dessous de la zone ramollie, un foyer hémorrhagique considérable contenant un liquide séro-sanguinolent.

Dans la cavité thoracique, à quelques centimètres de l'origine de l'ortère pulmonaire, existe un gros caillot noir et mou qui remplit la division gauche du vaisseau et les subdivisions qui en dépendent. Un caillot analogue se retrouve dans la branche droite, envoyant des ramifications dans toutes les directions de l'arbre vasculaire. Dans les parties correspondantes, le poumon est le siége d'une infiltration séreuse considérable, d'œdème rouge rosé et d'emphysème. Dans un point du lobe droit, existe un îlot infarctique de pneumonie.

Pas de lésions viscérales, pas de caillot dans la veine cave inférieure ni dans les iliaques, mais la veine ovarique droite, dilatée, est oblitérée par un coagulum; l'utéro-ovarienne quoique dilatée est encore perméable, les sinus utérins sont oblitérés. Dans les vaisseaux du côté gauche devenus variqueux et durs, et surtout dans les veines placées au-dessous de la symphyse pubienne, on trouve des coagulations analogues.

Quelle était la nature de ces lésions ainsi disséminées et généralisées à la totalité de l'ordre vasculaire? L'idée de caillots migrateurs étant écartée, ainsi que celle de phlébite puisque toute altération inflammatoire a manqué du côté des vaisseaux, il est probable que ces lésions se sont formées sur place, sous l'influence de la plaie utérine. On sait que dans certaines conditions défectueuses, les parois vasculaires peuvent agir sur le sang, surtout s'il s'y joint de la part de l'individu de la faiblesse, de la débilité, de l'impuissance à subvenir à une circulation régulière et provoquer ainsi la formation de concrétions en apparence spontanées. Et quant à la généralisation de ces altérations à toute l'étendue du système veineux, elle n'a rien de surprenant si l'on se reporte à ce qui se passe dans le système artériel. Il est en effet prouvé que la généralité des artères peuvent être envahies simultanément et en totalité par un même processus morbide.

Les travaux de Liouville ont mis ce point hors de doute (1), et on peut se demander si, en vertu d'une généralisation analogue, les veines peuvent aussi devenir malades toutes à la fois ; quoique le fait ne soit point encore démontré, rien ne répugne à l'admettre, comme un effet possible des suites de couches.

Mais, comme l'indiquait M. le professeur Béhier dans une de ses leçons (1874), ce sont encore des recherches à l'étude.

Thromboses marastiques.

L'œdème douloureux n'est point spécial aux femmes en couches ; on le rencontre chez les sujets affaiblis, où l'impulsion cardiaque a perdu une grande partie de son énergie, à la période terminale de l'asystolie, dans le cours du typhus et du rhumatisme, dans la convalescence de la fièvre typhoïde et des maladies aigües graves, et comme épiphénomène rare de la chlorose, en dehors de toute altération du sang. Trousseau en cite un exemple (2).

Il n'est pas non plus très-rare, dans les affections chroniques des os et des articulations, les suppurations anciennes et profondes, l'entérite chronique la tuberculose et la diathèse cancéreuse, qui toutes placent l'individu dans des conditions cachectiques, de voir se former des caillots dans les grosses veines, et plus particulièrement dans la crurale, l'iliaque, les plexus veineux du bassin et les sinus de la dure-mère. A l'autopsie on trouve ces vaisseaux oblitérés par des caillots fibrineux sans trace d'inflammation des parois veineuses.

La phlegmatia alba des cachexies, au point de vue de l'aspect extérieur n'offre quelque différence avec l'œdème

(1) Th. doct. Paris, 1870. Altérat. généralisées des vaisseaux.
(2) Trousseau. Clinique H. Dieu.

douloureux des suites de couche que parce que l'infiltration débute en général par ses parties inférieures, le pied et les malléoles. A part cela, le siége et l'apparence sont les mêmes; la tuméfaction occupe habituellement les membres inférieurs, rarement les membres thoraciques; on l'y a signalée dans les cas de cancer du sein avec propagation aux ganglions axillaires, d'inflammation du tronc brachio-céphalique par extension d'une phlegmatia développée dans une caverne pulmonaire, dans les cas de coagulations généralisées chez des tuberculeux au dernier degré du marasme. Les coagulations débutent d'ordinaire par les veines profondes, et de là elles peuvent s'étendre aux branches superficielles. M. Béhier a récemment cité deux faits de ce genre, survenus dans le cours d'affections cancéreuses de l'utérus, et observé l'un dans le service, l'autre communiqué par M. Worms. Ces faits sont intéressants non-seulement vu le siége aux membres thoraciques et le mode de début, chez la malade de M. Béhier, par les veines superficielles, mais encore parce que le gonflement se développa à une période précoce de la maladie primitive. Voici en résumé cette observation :

Obs. II. — Cancer utérin. — Phlegmatia cachectique des membres supérieurs.

M..., âgée de 53 ans, entre à l'Hôtel-Dieu, salle Sainte-Anne n° 23, le 10 mai 1874. — Trois jours avant son entrée, elle a été prise pendant la nuit d'une douleur insolite, siégeant d'une manière symétrique à la partie inférieure et interne des deux bras; elle n'a pas tardé à sentir un cordon dur, noueux, auquel se joignit un gonflement très-apparent avec rougeur à ce niveau.

Etat actuel. — La malade a un aspect cachectique, la face est amaigrie; la pâleur extrême, la peau, mate et transparente, offre une coloration jaune verdâtre; la cavité vaginale est envahie dans ses trois quarts supérieurs par des végétations cancéreuses extrêmement serrées et à lobes multiples. — Cette femme entre surtout pour les accidents qu'elle présente du côté des extrémités supérieures.

A la partie inféro-interne des deux bras, en des points presque homologues, existe un empâtement superficiel occupant la peau et le tissu cellulo-adipeux sous-cutané sous la forme d'une plaque allongée, faisant une saillie sur le reste de la peau saine. Le tégument, au niveau de la plaque, est rouge, comme érysipélateux, et assez analogue à une plaque d'érythème noueux. Mais, à un examen attentif, l'empâtement est reconnu pour un véritable œdème rouge et douloureux, gardant l'impression du doigt et limité à la partie supérieure des deux plaques par un cordon dur, cylindrique, qui n'est autre qu'une veine superficielle oblitérée par un caillot. — La malade déclare, en outre, que, huit jours auparavant, elle a ressenti à la face postérieure du mollet gauche un empâtement de même nature, douloureux comme celui qui occupe actuellement ses bras, et présentant aussi un cordon noueux roulant sous le doigt. — Au bout de peu de temps, l'œdème des bras se dissipa, mais durant son séjour dans les salles, cette malade offrit une facilité manifeste à être atteinte de thromboses. Plusieurs fois, on en put constater dans la région des mollets, donnant lieu à des plaques œdémateuses nettement circonscrites, pâles, blanches, doulou reuses à la pression et spontanément; quelques jours avant la mort, elles reparurent aux poignets, puis se généralisèrent aux deux membres abdominaux.

Le mécanisme pathogénique de ces thromboses est différent de celui de la phlegmatia puerpérale. Rapportées à tort en principe et dans tous les cas à une phlébite essentielle, ces coagulations sont indépendantes de toute modification inflammatoire des parois; d'origine purement mécanique, elles ont été préparées par une série de troubles du côté du cœur et des vaisseaux, troubles secondés peut-être dans une certaine mesure par une altération du sang. Disons cependant que si la dyscrasie sanguine est importante, en ce sens qu'elle amène à la longue des troubles de nutrition du côté des organes circulatoires, elle n'a, dans la genèse des thromboses marastiques, qu'un rôle secondaire.

La cause principale, c'est l'affaiblissement de la puissance motrice du cœur, la parésie des vaisseaux et des muscles respiratoire et périveineux. Dans ces conditions que favorisent encore les stases partielles résultant de la déclivité et de l'immobilisation des parties, le cours du sang est ralenti et favorise la précipitation de la fibrine. Ces coagula s'opèrent principalement dans les points où le sang rencontre un obstacle spécial mais que dans l'état physiologique, il surmonte avec facilité; ils débutent presque toujours sur un repli valvulaire, dans le sinus que forme la valvule et la paroi de la veine, ou bien en un point où celle-ci traverse une aponévrose ou croise une arête osseuse. Même sans obstacle matériel le ralentissement du cours du sang suffit à amener une exosmose séreuse. C'est ainsi qu'on voit fréquemment aux membres inférieurs les varices serpentines, avec atrophie ou insuffisance des valvules, entourées d'une induration œdémateuse qui cesse brusquement à leur niveau. Cet œdème un peu scléreux, par suite de l'inflammation chronique du derme, peut se limiter à la convexité du repli que forme le vaisseau devenu incapable d'exercer la moindre action sur le sang qui le remplit. La station assise prolongée, spéciale à certaines professions, la position verticale, surtout si elle s'accompagne d'affaiblissement des parois veineuses et d'une diminution de la contraction musculaire, entraînent les mêmes conséquences. Cela se voit chez les anémiques et chez beaucoup de convalescents qui sont pris d'œdème après les premiers jours où ils ont recommencé à se lever et à marcher.

Tel est le mode pathogénique le plus habituel des oblitérations veineuses dans les cas de cachexies et de débilité générale. Cependant dans certains cas, de cancer principalement, l'on voit se développer des thromboses qui méritent bien la qualification de spontanées, car elles apparaissent à une époque précoce de la maladie, et sans cause appréciable du côté du cœur et des vaisseaux. Il ne faut pas, en pareille occasion, subordonner aux seules causes mécaniques la genèse de ces caillots; il faut se rappeler que le cancer peut envahir les vaisseaux et cheminer avec le sang. Andral a depuis longtemps attiré l'attention sur ce point; lorsque le cancer a perforé les parois d'une veine, la tumeur fait irruption dans la cavité du vaisseau et le courant sanguin en détache des parcelles qu'il entraîne avec lui. Andral, Rokitansky, Wirchow et d'autres observateurs ont vu ces cellules cancéreuses isolées ou agminées répandues dans le sang; une fois là, elles peuvent se fixer sur les parois et y développer, en tant que corps étranger irritant, une inflammation qui prend rapidement un caractère spécifique. D'autres fois, le cancer encéphaloïde peut se développer primitivement autour des veines, dans les ganglions, envahir les vaisseaux par continuité de tissu et les obturer. C'est ainsi que dans le cancer du foie, on a rencontré la veine porte et ses divisions distendues par des produits carcinomateux adhérents, que dans le cancer de l'utérus, on a vu toutes les veines du petit bassin envahies par le néoplasie et l'oblitération s'étendre jusqu'aux hypogastriques. De même dans le cancer du rein, l'œdème peut apparaître à la suite de l'envahissement des veines rénales et même de la veine cave lorsque la maladie siège à droite. D'autre part on a cité des faits de lymphangites pulmonaires en rapport avec le cancer de l'estomac et du poumon, et M. Béhier a depuis longtemps signalé des lésions analogues du système lymphatique chez les femmes en couches, en puissance d'infection pururente. (1) L'envahissement des parois vasculaires par des produits cancéreux, la généralisation du carcinome, par la voie des veines et des lymphatiques, peut ainsi servir à expliquer les accidents inflammatoires, les thromboses mécaniques et les œdèmes qui apparaissent sans cause appréciable, sans débilité extrême pendant l'évolution de la maladie.

Il en est de même chez les tuberculeux, moins fréquemment

(1) Raynaud. Gazette hebdomadaire, 1874. — Troisier. Archives de physiol., mars 1874. —Béhier. Leçons de Clinique médicale 1864.

toutefois, en raison du mode d'évolution du tubercule qui diminue la circulation en s'attaquant d'emblée aux parois des vaisseaux qu'il oblitère par compression, tandis que le cancer entraîne un développement de vascularisation considérable. Néanmoins les tubercules peuvent aussi à la longue envahir les vaisseaux, les veines et les lymphatiques, et la présence de matières irritantes dans ces conduits est l'origine de phlébite et d'angioleucites qui peuvent se généraliser par le fait de l'extension à tout un système d'une affection qui en a envahi un point.

En dehors de ces faits, du reste assez peu communs, les troubles mécaniques de la circulation expliquent non-seulement les coagulations marastiques, mais aussi celles qui apparaissent dans la période de débilité qui suit les maladies aigües graves, rhumatisme articulaire, pneumonie, pleurésie péricardite, à la suite de laquelle Jaccoud a noté deux cas de thrombose de la veine crurale ; elles expliquent aussi celles qui apparaissent à titre de complication dans le cours du typhus et de la fièvre typhoïde, à la suite d'une immobilisation pathologique prolongée ; enfin celles qui peuvent prendre naissance dans les veines variqueuses, sans coïncidence de phlébite, pendant la convalescence d'une phlegmasie aigüe. Hayem en a cité un cas intéressant : La malade avait succombé brusquement pendant la convalescence d'une pneumonie franche avec symptômes adynamiques ; à l'autopsie on trouva des embolies pulmonaires nombreuses dont le point de départ était dans les veines des membres inférieurs. Des varices superficielles existaient des deux côtés intéressant surtout la saphène jusqu'à son embouchure dans la poplitée ; elles contenaient de nombreux caillots qui, en raison de leur apparence, de leur coloration foncée et de leur peu de consistance, ne paraissaient pas remonter à plus de dix ou douze jours. Les parois des veines variqueuses étaient saines, à part les altérations communes aux varices de moyen développement. Les veines poplitées et crurales des deux côtés étaient dilatées et pleines de sang fluide. En raison de leur petit nombre et de la persistance de la circulation profonde, ces coagula n'avaient point amené d'œdème apparent. (*Soc. de biol.*, comptes-rendus, 1870).

Comme dans la phlegmatia des femmes en couches, mais peut-être ici avec plus de raison, on a fait intervenir dans la genèse des concrétions sanguines des veines non enflammées, chez les phthisiques et dans toutes les variétés de cachexies, une augmentation de la fibrine avec tendance à coaguler spontanément (1). Que l'apparition de ces thromboses coïncide parfois avec une augmentation notable de la fibrine dans le sang, c'est là un fait positif. Au lieu de 3 pour mille, on en a trouvé 5, 8 et 10 pour mille. Cette hypérinose a surtout été invoquée pour les thromboses qui s'effectuent au déclin des phlegmasies, où le chiffre des déchets organiques s'élève momentanément en raison de l'intensité des troubles nutritifs; mais c'est là une coïncidence, d'autant plus que, dans d'autres cas où apparaissent également des coagulations ma-

(1) La nature de la fibrine et sa coagulation ont donné lieu à de nombreuses controverses, et encore aujourd'hui, on est loin d'être d'accord sur ce point.

Pour Denis (de Commercy), la fibrine, telle qu'on la retire par le battage, est un produit de dédoublement de la plasmine préexistante tenue en dissolution dans le liquide sanguin et susceptible de se partager en deux parties : l'une, la sérine, qui reste en dissolution ; l'autre, la fibrine, qui passe à l'état concret.

Schmidt, qui avait d'abord admis que la fibrine est le résultat de l'union de deux substances préexistant dans le sang, le fibrinogène et la paraglobuline ou principe fibrino-plastique, pensait que la coagulation dans l'état normal était constamment empêchée par l'ozone du sang, qui détruisait sans cesse la paraglobuline; plus tard, il a subordonné la combinaison de ces deux principes à l'action d'un ferment pathologique spécial. Mais sa première opinion tombe devant les travaux d'Eischwal, qui a démontré que la coagulation s'opérait encore lorsque la paraglobuline était complètement enlevée et qu'elle est de plus activée par l'action d'un courant d'acide carbonique. Quant à la seconde, c'est encore une pure hypothèse. Pour ceux qui admettent la préexistence de la

rastiques, dans la fièvre typhoïde, la chlorose, et dans certaines cachexies, l'excès de fibrine fait défaut, ou même l'on observe une diminution de ce principe. Du reste, si l'inopexie existait l'altération du sang serait générale, et se traduirait selon toute probabilité autrement que par de simples troubles mécaniques et des lésions localisées. Or ces concrétions, alors même qu'elles se manifestent simultanément sur plusieurs points du système veineux, conservent toujours leur caractère local. L'inopexie n'a donc pas à intervenir en tant que cause déterminante primitive que favoriseraient la stase et le ralentissement de la circulation; l'influence primitive de ce dernier ordre de causes est du reste démontrée péremptoirement par ce fait, que l'on peut à volonté provoquer des thromboses sur un point quelconque du système circulatoire, en diminuant artificiellement pendant quelques heures la rapidité du cours du sang, sans modifier en rien la paroi du vaisseau, sans non plus déterminer aucun changement dans la composition du liquide sanguin.

Sans admettre l'inopexie comme cause essentielle, nous croyons cependant qu'il faut distinguer les concrétions veineuses qui se produisent dans un état de débilité temporaire de celles dont l'apparition se fait dans le cours et au déclin des cachexies. Rien ne prouve que les modifications

fibrine dans le sang, à un état particulier, ce serait soit la présence des sels de soude unie à la rapidité du courant sanguin et à la haute température du milieu, soit la paroi du vaisseau, qui empêcherait la coagulation par suite d'une propriété réelle, mais encore inexpliquée (Brucke, Muller). Mantagezza professe que ce sont les globules blancs qui en sortant des vaisseaux, donnent naissance au contact des tissus altérés à une matière albuminoïde spéciale qui est elle-même l'origine de la fibrine.

Enfin Estor et Béchamp voient dans ce produit de néo-formation une fausse membrane formée par les microzymas associée par la substance qu'ils sécrètent aux dépens des matières albuminoïdes du sang.

Autant vaut dire qu'on ignore encore complètement la cause première et le mécanisme chimique de la coagulation dans les vaisseaux et au-dehors.

générales du sang n'agissent pas alors dans une certaine mesure. On sait que les causes de variations de la fibrine ne sont pas liées seulement à un processus inflammatoire, mais que la production des substances fibrinogènes et de la paraglobuline est en rapport intime avec les actes d'assimilation et de désassimilation, ainsi qu'avec les fonctions de l'hématose. Or les uns et les autres sont modifiés, dans les cas d'intoxications chroniques et de cachexie quelle qu'elle soit. On sait également que, dans certaines conditions anormales de production, la fibrine est susceptible de subir des modifications appréciables dans sa constitution. Magendie l'a prouvé expérimentalement. Il faisait à un chien des saignées abondantes, puis ce sang était battu et filtré; une fois dépouillé de sa fibrine, on le réinjectait. Le lendemain et les jours suivants la même opération était répétée jusqu'à ce que la mort s'ensuivît, ce qui avait lieu au bout d'un temps variable. Or chaque jour, en examinant la fibrine restée sur le linge, on la trouvait aussi abondante qu'à la suite de la première saignée; sa quantité allait même en augmentant; seulement ce produit de nouvelle formation ne présentait plus les caractères de la fibrine normale.

Enfin, Cl. Bernard a montré que certaines conditions biologiques influent notamment sur la coagulabilité du sang encore contenu dans les vaisseaux (1). Si en effet on refroidit directement un animal jusqu'au moment de sa mort imminente, on voit le sang veineux prendre tous les caractères du sang artériel et la coagulation ne plus s'effectuer que lentement et difficilement. Si au contraire on élève la température de l'individu en expérience, soit au moyen d'une étuve, soit localement par la section des vaso-moteurs sympathiques, la chaleur du sang veineux augmente, et sa coagulabilité devient plus grande (2).

(1) Liquides de l'organisme, t. I.

(2) Lorsqu'on sectionne le sympathique d'un côté sur un chat, par exemple,

Ce qui est vrai pour la fibrine, l'étant aussi pour les autres principes qui subissent vraisemblablement des altérations diverses, on aurait tort de négliger ces variations de composition du sang comme cause adjuvante dans la genèse de ces œdèmes, justement appelés cachectiques, qui traduisent la déchéance générale de l'individu et le résultat de lésions, portant à la fois sur la texture des organes et la composition du sang. Ce sont ces lésions du sang, si l'on peut ainsi dire, qui président aux troubles nutritifs, et entraînent la dégénérescence des organes cardio-vasculaires et hémato-poiétiques dans un temps plus ou moins éloigné. Elles préparent ainsi l'évolution, non-seulement des thromboses marastiques, mais encore de toute ces variétés qui font des œdèmes des cachexies un type mal défini, par suite même de la multiplicité des causes qui concourent à les produire.

Il suffit, à cet égard, de rappeler ici les compressions ganglionnaires, les phlébites consécutives à l'altération des parois ; et, dans un autre ordre d'altérations, l'albuminurie, si fréquente au dernier degré de la tuberculose, les dégénérescences graisseuse et amyloïde des reins et du foie, la disparition des matériaux protéiques du sang, la diminution considérable et absolue du chiffre des globules rouges dans la phthisie, les intoxications chroniques, la saturnisme, le cancer, la cachexie palustre, en un mot, à la fin de toutes les affections débilitantes qui s'accompagnent d'une inanisation chronique et à longue échéance.

Sans doute, on ne peut pas dire que ces lésions agissent, dans tous les cas, comme cause directe d'œdème, mais elles y aident, en préparant le terrain de telle façon que des causes

le sang pris dans la jugulaire de ce côté se coagule instantanément, tandis que, du côté opposé, on n'observe rien de pareil. Nous signalons sans y insister cette cause possible de thrombose dans les affections où la paralysie vasculaire s'ajoute à l'impuissance motrice du cœur ; jusqu'à présent, les preuves directes font défaut.

légères ou provoquent l'apparition; chez les vieillards cachectiques, la simple compression extérieure, la position déclive, a suffi dans quelques cas, et telle est l'influence de l'état général, que les désordres ne se bornent pas toujours à une simple infiltration; l'on a vu, en effet, des abcès, une phlébite et la gangrène humide succéder à la compression médiate et de courte durée d'un tronc veineux.

Il y a des cachexies où l'influence indirecte des altérations du sang est évidente. Ainsi, dans l'intoxication palustre on observe assez souvent des infiltrations séreuses qui, regardées en général comme consécutives à d'autres troubles, peuvent apparaître comme phénomène initial et premier symptôme de l'impaludisme. Tantôt localisé aux membres inférieurs, tantôt se généralisant sous forme d'anasarque ou d'ascite, cet œdème peut rester stationnaire ou disparaître sous l'influence d'un traitement rationnel par le sulfate de quinine et continuer à se résorber, malgré l'apparition de nouveaux accès. Plus tard, dans la période cachectique de la maladie, l'œdème devient persistant, en même temps qu'apparaissent des hémorrhagies adynamiques qui résultent de la transsudation de l'hématine dissoute à travers les parois des vaisseaux.

Quel a été le point de départ de ces troubles, de ces suffusions séreuses et de ces pseudo-hémorrhagies?

Dans la première période de la maladie, toute cause mécanique manque; la tumeur splénique paraît impuissante à amener des compressions veineuses; l'albuminurie fait défaut: reste l'anémie, et l'œdème généralisé, dans ce cas, est analogue à celui qu'on a quelquefois observé à la suite d'hémorrhagies considérables et habituelles (Cruveilhier). Mais, dans la période cachectique, sa genèse est différente; il traduit l'hypo-albuminose et les lésions cardio-vasculaires, celles-là mêmes par la généralisation desquelles Colin explique la mort subite dans la forme syncopale de la fièvre pernieuse, le ramollissement et la décoloration du cœur, l'altération granulo-graisseuse de son appareil musculaire, altération d'autant plus insidieuse, que la dégénérescense du myocarde paraît pouvoir s'effectuer sans qu'il y ait d'anomalie apparente dans le rhythme et la force des battements du cœur (Valin). Des dégénérescences analogues se retrouvent dans le foie, les reins, dans les parois vasculaires qui ne peuvent plus, surtout au moment de l'accès fébrile, résister à l'effort de la pression sanguine. Or ces troubles dérivent eux-mêmes de l'altération du sang; privé de ses globules et de son albumine, chargé de pigments et souvent de leucocytes, en même temps que l'oxygène diminue, par suite de l'insuffisance de l'hématose et que l'acide carbonique augmente, le sang ne peut bientôt plus subvenir à la nutrition régulière des organes, et les conséquences en sont si rapidement manifestes, que parfois la cachexie se développe à la suite seulement de quelques accès.

Mais il y a plus, car dans quelques cas l'altération du sang favorise mécaniquement la production des thromboses. L'histoire des athrepsies et des leucocytoses pathologiques en fournit des exemples. Parrot a cité le fait d'un enfant qui, ayant présenté, dans les derniers jours de sa vie, une maigreur excessive avec refus absolu d'aliments, diarrhée, vomissements, dyspnée et abaissement notable de température, offrit à l'autopsie, indépendamment d'une stéatose généralisée, une thrombose de l'une des branches de l'artère pulmonaire avec œdème, congestion des parties correspondantes et gangrène sur quelques points. Le sang, devenu poisseux, renfermait des quantités considérables de leucocytes (1). Or rien n'empêche d'admettre, en pareil cas, que, par suite du ralentissement de la circulation, les globules lymphatiques, dont le

(1) Bull. Soc. anatomique, 1873.

protoplasma possède un pouvoir adhésif considérable et les globules rouges déformés et agglutinés, s'accumulent contre les parois des vaisseaux et y forment des amas qui seront les noyaux de thromboses veineuses. Dans la leucocythémie, où les globules blancs sont augmentés de volume en même temps que de nombre, les coagulations veineuses et les hémorrhagies capillaires, si fréquentes à la fin de la maladie, paraissent n'avoir pas d'autre origine. Les mêmes résultats ont du reste été observés expérimentalement dans des autopsies d'animaux nourris d'une façon insuffisante (Landouzy).

En résumé, devant ces faits on peut dire que les œdèmes liés aux cachexies relèvent de conditions complexes, et que presque toujours des causes mécaniques s'allient aux altérations du sang. Tantôt celles-ci agissent pour ainsi dire seules, par le fait de l'hydrémie, de l'aglobulie et de l'hypo-albuminose primitive ; tantôt elles agissent indirectement par l'intermédiaire obligé de troubles fonctionnels qui préparent de longue date les coagula veineux par la dégénérescence granulo graisseuse du cœur et des vaisseaux, l'affaiblissement de l'aspiration thoracique et l'insuffisance de l'hématose.

Affections du cœur et des gros vaisseaux.

Parmi les causes du second groupe que nous avons indiqué, qui favorisent le développement de l'œdème sans oblitération vasculaire, en élevant à son maximum la tension dans le système veineux général, les affections du cœur et des gros vaisseaux occupent le premier rang, puis viennent les maladies des poumons et celles de quelques viscères abdominaux.

Le cœur peut être affecté de nombreuses lésions ; les unes s'opposent à la libre progression du sang par le fait d'obstacles insolites, végétations et insuffisance des valvules, rétrécissements d'orifices ; les autres entravent son action, par suite de la parésie de son appareil musculaire ; c'est ainsi qu'agissent les myocardites, les dégénérescences graisseuse, albumineuse, fibreuse, l'atrophie et l'impuissance motrice par défaut d'innervation.

Mais toutes ne sont pas au même degré suivies d'infiltrations. Ce sont surtout les lésions du cœur droit, l'insuffisance vraie ou relative de la valvule tricuspide, les rétrécissements auriculo-ventriculaire et pulmonaire, la dilatation du ventricule avec ou sans dilatation de l'oreillette, enfin l'effacement plus ou moins complet de la cavité ventriculaire par le cœur artériel hypertrophié et la saillie de la cloison médiane, qui sont efficaces, car elles agissent directement sur les capillaires généraux par l'intermédiaire des veines caves. Le sang, refluant de l'oreillette dans ces vaisseaux à chaque contraction du cœur, les veines collatérales ne peuvent se désemplir complètement, et la stase de proche en proche se propage jusqu'aux petits vaisseaux. Or pendant ce temps le cœur gauche continuant à fonctionner, c'est pour les capillaires une nouvelle cause d'engorgement, car, d'une part, ils reçoivent, en quantité normale, le sang qui leur arrive du système artériel, et de l'autre, ils ne peuvent, en raison de l'élévation de la tension, déverser leur surcharge dans le système veineux. C'est alors que la stase étant portée à son plus haut point, apparaissent des congestions passives, des exsudations catarrhales et des épanchements dans le tissu conjonctif et les cavités séreuses.

Les lésions du cœur gauche, insuffisance et rétrécissement mitral, amènent un résultat analogue, mais plus tardif et par l'intermédiaire de l'appareil respiratoire. Le déversement des veines pulmonaires est entravé, la stase se propage aux veines bronchiques, et de là aux capillaires du poumon, puis à l'artère pulmonaire et au cœur droit. En raison de la marche suivie par la stase sanguine, l'œdème périphérique, selon

Gendrin, serait constamment précédé, dans ce cas, d'un œdème pulmonaire parfois considérable et à marche intermittente. Cette localisation peut persister seule pendant longtemps, car la stase générale n'est accentuée qu'aux dernières périodes de la maladie, lorsque la valvule tricuspide est devenue insuffisante, par le fait de la dilatation passive du ventricule.

Quant aux lésions de l'orifice aortique et des valvules, elles amènent rarement de l'infiltration, en raison de l'hypertrophie conpensatrice qui permet au ventricule de surmonter sans trop de gêne l'obstacle développé à ce niveau ; l'hypertrophie est parfois si considérable, qu'on l'a vue effacer complètement la cavité du cœur droit. Si la compensation est bien établie, on n'observe pendant longtemps pas ou peu de phénomènes généraux, de l'essoufflement, des palpitations, un peu de dyspnée sans œdème. Mais à la longue, il peut arriver que cette hypertrophie salutaire étant insuffisante, la dilatation survienne et gagne par propagation le cœur droit ; alors la tension artificielle s'abaisse, la tension veineuse augmente, facilitée encore par la stase, provenant de la diminution de la vis à tergo dans les capillaires. Ces deux conditions, qui s'ajoutent pour produire des congestions veineuses dans les viscères et à la périphérie, ne sont pas contemporaines. La diminution de pression artérielle, premier effet du trouble de compensation, peut exister seule pendant plusieurs jours ; mais, comme la pression artérielle est la principale condition de la circulation capillaire et veineuse, du moment qu'elle reste au-dessous de la normale, la tension augmente dans le système à sang noir, jusqu'à dépasser la pression artérielle, et des stases passives, des suffusions séreuses ont lieu dans le tissu cellulaire, le péritoine, les plèvres, les poumons, l'encéphale et la peau. Enfin l'asystolie, dernier terme des affections organiques du cœur, survient, accompagnée ou déterminée par la dégénération granulo-graisseuse de l'appareil musculaire du cœur et des vaisseaux, et les effets de l'impuissance cardiaque sont alors au grand complet.

L'œdème des affections du cœur n'offre de spécial que sa variabilité d'apparition, ses allures intermittentes et sa tendance à se généraliser. Tantôt il s'accuse par un peu de gonflement autour des malléoles, par une infiltration légère à peine appréciable, limitée aux extrémités ; tantôt, au contraire, il se généralise d'emblée. On a signalé son apparition plus rapide et sa persistance plus grande dans le membre supérieur gauche, fait en rapport avec la disposition des troncs veineux brachio-céphaliques ; celui de gauche étant plus long et plus sinueux que le droit, le sang du membre gauche éprouve, même dans l'état normal, plus de difficulté à revenir au cœur droit et se ressent aussi le premier de la gêne de la circulation (Hanot).

Si les lésions organiques du cœur sont directement en cause dans la genèse de l'œdème, l'obstacle mécanique, opposé au cours du sang veineux, ne saurait cependant toujours suffire à rendre compte de l'intermittence de ce symptôme et de son intensité. Il s'y joint, en effet, des causes accessoires entre lesquelles la composition du sang et l'état des forces du malade ont la priorité ; et ici, j'omets à dessein l'influence du système nerveux, quoiqu'on ait cité des cas d'affections du cœur où l'œdème ne se montra qu'à l'occasion d'une hémiplégie, resta limité au côté paralysé et disparut avec le retour de la motilité. Ce sont ces causes générales qui font qu'avec des lésions cardiaques étendues on ne constate parfois qu'un œdème à peine appréciable, tandis que dans d'autres conditions une lésion peu avancée entraîne une suffusion séreuse générale. Becquerel et Rodier ont, à ce point de vue, établi trois degrés d'altérations. Au premier degré, qui s'accuse par de la dyspnée, des palpitations, un peu d'œdème des extrémités, sans troubles généraux, le sérum offre à peine un peu de diminution de l'albumine ; au deuxième, l'hypo-albuminose est notable, et l'infiltration tend à se généraliser ; enfin, au dernier degré, où le chiffre de l'albumine est tombé à 70, 60 et 50 pour mille, l'infiltration occupe la totalité du tissu cellulaire et s'accompagne d'épanchements dans les séreuses. C'est ainsi que ces auteurs expliquent ces affections cardiaques évidentes qui persistent longtemps sans hydropisie, puis celles-ci se déclarent à un certain moment sans aggravation apparente de l'affection primitive et marche d'autant plus rapidement que l'albuminurie est plus considérable. Mais le sang, à cette période, subit encore d'autres altérations. L'eau augmente, les globules diminuent ainsi que l'albumine et les sels, même sans qu'il y ait albuminurie positive, et sous l'influence du ralentissement du courant sanguin et de l'insuffisance de l'hématose. Puis ce sang altéré réagit à son tour sur les fonctions de l'économie et sur la nutrition générale. C'est le dernier terme de la cachexie du cœur, et l'œdème, à cette période, rentre dans le type de ceux que j'ai signalés au paragraphe précédent, œdèmes reliés à des affections générales et qui, débutant sous l'influence d'une lésion mécanique, ne relèvent plus en dernier lieu que de la déchéance de toutes les fonctions.

En dehors des affections organiques du cœur, l'inflammation du péricarde, si elle s'accompagne d'épanchement considérable, peut conduire au même résultat par la compression de l'oreillette droite et des veines caves. Il en de même de l'oblitération plus ou moins complète de ces vaisseaux par des tumeurs, des productions cancéreuses, des ganglions hypertrophiés, des abcès ossifluents, dans le cas de carie de la colonne vertébrale ,par des kystes développés dans l'abdomen. Signalons encore l'envahissement de la veine cave supérieure par des produits néoplasiques, dans le cas de cancer du sein et du médiastin, celui de la veine cave inférieur par propagation d'un carcinôme du rein droit. Le rétablissement de la circulation par voies collatérales ou de nouvelle formation est toutefois fréquent dans les cas de ce genre; l'œdème fait alors défaut ou n'est que passager. On l'a vu manquer même dans l'oblitération complète de la veine cave inférieure et de ses principales branches (Bidault).

Affections viscérales. — Les affections graves des organes respiratoires, liées ou non à une affection du cœur gauche, les congestions fréquentes, les bronchites généralisées aiguës et chroniques, l'emphysème chronique avec altération de la plus grande partie du parenchyme pulmonaire, en un mot, toutes les lésions qui s'accompagnent d'expiration prolongée, et difficile entravant l'afflux du sang veineux dans le thorax, amènent une stase qui se traduit par le gonflement des veines du cou, la cyanose de la face, des hyperémies viscérales, un peu d'œdème fugace des extrémités. Mais ces affections agissent surtout par l'intermédiaire du cœur pour amener des œdèmes chroniques. L'obstacle permanent au cours du sang dans les poumons finit par entraîner une hypertrophie du ventricule droit qui prévient, tant qu'elle dure, les effets pernicieux de la stase; mais cette hypertrophie s'accompagne fréquemment d'une insuffisance relative de la tricuspide qui en annihile les effets salutaires. D'autre part, la dégénérescence granulo-graisseuse du myocarde atteint facilement un cœur surmené et favorise la stase, mais à ce moment l'affection pulmonaire n'est plus en cause, et l'œdème ne relève que de l'impuissance du cœur.

Il est vrai, si l'on en croit les cliniciens anglais, que les troubles aigus des bronches et du poumon pourraient à eux seuls amener de l'œdème, en gênant la petite circulation et la grande consécutivement. Abercrombie donne, à cet égard, des descriptions détaillées. Darwall et Graves en ont également cité quelques cas, mais des faits positifs ruinent cette opinion. On voit tous les jours des lésions qui intéressent la presque totalité du parenchyme respiratoire, et l'œdème, généralisé fait constamment défaut dans ces cas, ou n'est qu'une rare exception. On voit bien, il est vrai, assez souvent, chez les phthisiques, dans le cas d'infiltration tuberculeuse généralisée, un gonflement péri-malléolaire ou même d'un membre tout entier, et presque constamment de l'œdème dans les points du poumon non encore ramollis, mais ce sont là des variétés d'œdèmes cachectiques liés à l'état du sang, à une néphrite albumineuse, à la parésie du cœur, à une phlegmatia marastique ou par compression. Du reste, dans les descriptions de ces auteurs, les faits anatomo-pathologiques font complètement défaut ainsi que l'examen du cœur et des urines. Concluons, en conséquence, que dans tous les cas d'affections aiguës et chroniques des voies respiratoires qui s'accompagnent d'infiltration généralisée, celle-ci, en dehors de toute compression veineuse, relève, non de la lésion pulmonaire mais d'un trouble fonctionnel consécutif du cœur ou d'une altération du sang.

C'est encore d'une lésion cardiaque que dépend l'œdème qui apparaît sans albumine à la dernière période de la sclérose des reins.

La sclérose des reins, suite d'une inflammation portant primitivement non pas sur les canalicules mais sur le tissu cellulo-interstitiel, amène, par suite de l'hyperplasie de la trame conjonctive des tuniques des artères, un rétrécissement du calibre de ces vaisseaux et une diminution de perméabilité, d'autaut plus grande que l'organe est en voie d'atrophie. A cette gêne de la circulation succède l'hypertrophie du ventricule gauche, avec ou sans lésions valvulaires, hypertrophie facile, car la maladie évolue lentement et ne s'accompagne ni d'altération du sang ni des troubles nutritifs qui, dans l'affection brightique, aboutissent rapidement à la dégénérescence des organes. Tant que l'hypertrophie persiste et qu'il n'y a pas d'extension du travail inflammatoire du tissu connectif aux canalicules du rein, l'exagération de tension artérielle ne s'accuse que par des hémorrhagies disséminées et de la polyurie. L'œdème fait défaut, d'autant que la sécrétion urinaire est plus abondante, mais le cœur finit par baisser et avec lui la tension des artères et l'excrétion des urines, tandis que la tension veineuse s'élève par le fait de la stase et de la diminution d'impulsion du sang à travers les capillaires. L'œdème se montre alors accompagné ou précédé d'hyperémies viscérales et de suffusion des séreuses. Telle est la marche des choses si la sclérose rénale évolue seule, mais le fait est rare ; presque toujours elle se complique d'une néphrite parenchymateuse, qui en constitue la terminaison habituelle (Lécorché). La désalbuminisation du sang contribue alors pour sa part à faciliter la transsudation élective du sérum et à aggraver l'état des malades, qui offrent bientot tous les signes de la cachexie brighique la plus accentuée.

Quant à l'œdème qui survient par le fait d'une lésion des organes abdominaux autres que les reins, il est constamment symptomatique d'une obstruction veineuse. Ainsi l'ascite qui résulte de l'oblitération des radicules originelles de la veine, porte dans l'hypertrophie et la sclérose chronique de la trame conjonctive du foie ; l'ascite de la compression des veines méaraïques dans la tuberculisation générale des ganglions du mésentère; les épanchements consécutifs à une thrombose du tronc de la veine porte, à sa compression par une tumeur, par un cancer du pancréas, un corps fibreux utérin, un kyste du foie ou de l'ovaire.

Sous le nom de nouvelle espèce d'anasarque, Trousseau et, après lui, Bourgeois (d'Etampes) et Davreux (de Liège) ont décrit une hydropisie généralisée qui se développe parfois à la suite de rétention d'urine, chez des sujets d'ailleurs sains, ne présentant ni albuminurie, ni affection cardiaque, ni lésions rénales manifestes. La rétention, qui tient à une hypertrophie de la prostate ou à un rétrécissement de l'urèthre est souvent méconnue, car le malade urine par regorgement, et la tumeur formée par la vessie distendue est prise pour une tumeur de mauvaise nature, à laquelle on attribue le développement de l'hydropisie. Celle-ci disparaît avec la tumeur par le cathétérisme.

Tout en se demandant s'il n'y avait pas là quelque altération du sang, ce que rend probable la généralisation de l'œdème à la totalité du corps et à la face, Trousseau suppose que l'urine reflue par les uretères dans le bassinet et les calices ; le sang, ne pouvant alors se décharger de l'excès d'eau qu'il contient par la voie rénale, le laisse filtrer dans les mailles du tissu conjonctif, d'où une hydropisie générale. Il est de fait que l'œdème de la face peut coïncider avec la diminution ou la suppression des urines, sans qu'il y ait obstacle à l'écoulement de ce liquide ; nous avons vu un cas de ce genre, mais l'interprétation mécanique de ce fait tombe devant les données expérimentales, la ligature des artères rénales et la néphrotomie double n'étant jamais suivie d'hydropisie. La vraie cause de cette variété d'anasarque est donc encore à trouver.

IV.

ŒDEMES D'ORIGINE LYMPHATIQUE.

Les lymphatiques, annexes du système veineux, sont des vaisseaux sanguins contenant du plasma sans globules ou avec de rares globules rouges. Leurs connexions étroites avec les veines, la similitude de leurs fonctions dans la circulation en retour et la résorption des sérosités, autorisent à placer l'étude des hydropisies lymphatiques immédiatement après celle des œdèmes d'origine veineuse.

En dehors des cas si fréquents de compressions des vaisseaux par des tumeurs ganglionnaires, le rôle du système lymphatique dans la production des œdèmes est encore mal connu. Les seules expériences que l'on possède à cet égard sont celles de Ludwig et Tomsa, qui ont montré qu'un arrêt de la circulation lymphatique peut être suivi d'une tuméfaction œdémateuse, et que l'augmentation de la pression sanguine, telle qu'on l'obtient chez le chien en liant les veines du plexus pampiniforme, active la sécrétion de la lymphe du testicule (1). Ces faits permettent de concevoir théoriquement que, si la lymphe devient surabondante en un point quelconque, par le fait d'une stase veineuse, avec laquelle cette hypersécrétion paraît jusqu'à un certain point en rapport, ou par suite d'un retard d'absorption de la lymphe normalement sécrétée, ce liquide s'accumule dans les radicules du tissu conjonctif et devienne une cause d'œdème. Si l'on s'en tient aux faits, on voit cependant qu'il n'est guère possible de formuler une opinion absolue en tant qu'hydropisie générale. Déjà anciennement, Monro et Dupuytren ont fait la ligature du canal thoracique sans produire d'œdème d'aucune sorte. A. Cooper, Andral et Oppolzer ont eu depuis l'occasion de vérifier ce résultat négatif dans des cas assez nombreux d'oblitération

(1) Paschutin, sous la direction de Ludwig, a prouvé dernièrement que la sécrétion de la lymphe est indépendante des variations de la pression artérielle. Sa vitesse d'écoulement diminue au contraire avec la section du plexus brachial, malgré la paralysie vaso-motrice et l'augmentation de la tension capillaire qu'elle entraîne. Si l'on sectionne le bulbe et qu'on l'excite à l'aide de courants induits, on peut tripler et quintupler la tension générale et celle du membre en expérience, et cependant, au lieu d'augmenter, la vitesse d'écoulement de la lymphe diminue pendant l'expérience. Ce résultat est diamétralement opposé aux précédentes expériences de Ludwig et Tomsa. (Analyse du travail de Paschutin, in Revue des sciences méd., 1874.)

chronique, prend par places une apparence vésiculeuse, surtout sur les parties latérales du ventre, à la région hypogastrique et au scrotum. Ces vésicules, qui se montrent à la coupe comme des cavités creusées dans l'épaisseur du derme et recouvertes par une peau épaissie, contiennent un liquide clair, disparaissant par la pression, pour se reproduire aussitôt. Si l'on ponctionne l'une d'elles, le gonflement disparaît, et toutes les autres bulles s'affaissent, en laissant écouler une quantité, souvent considérable, de lymphe spontanément coagulable à l'air. Ce fait établit déjà une relation étroite entre l'œdème et le système lympathique, mais l'examen des lésions anatomiques le démontre mieux encore, car on reconnait aisément sur une coupe que les vésicules sont formées par une dilatation en ampoules du réseau sous-papillaire des lymphatiques, qui se dessinent sous la peau comme des cordons noueux. Cette dilatation se prolonge jusque dans les ganglions de la racine des membres où viennent aboutir les troncs vasculaires et les glandes elles-mêmes transformées en tissu fibreux quoique devenues énormes ne peuvent plus fonctionner.

Il est naturel de supposer que l'obstacle au cours de la lymphe au niveau des glandes dégénérées est la cause de l'œdème lymphatique, et les faits de sclérodermie consécutive à l'oblitération du canal thoracique, comme Heller en a observé un cas chez l'adulte, confirment cette opinion.

Rindfleich a supposé que cet œdème scléreux, qui se produit principalement dans les points où la peau est riche en muscles lisses, est en rapport avec l'hyperplasie et la néoplasie de ces muscles qui comprimeraient les troncs lymphatiques au point où ils traversent perpendiculairement la peau pour réunir le réseau superficiel et le réseau profond, et amèneraient par cela même la dilatation ampullaire du réseau superficiel ; mais cette opinion tombe devant le fait que l'on a trouvé la dilatation des lymphatiques et de la lymphe épanchée dans le tissu conjonctif du derme dans des cas où les muscles lisses de la peau n'avaient subi aucune hypertrophie (Renaut). Il est plus probable que l'œdème lymphatique résulte de l'irritation chronique et de l'induration ganglionnaire amenée par l'inflammation du derme, qui est elle-même consécutive, soit à des poussées érysipélateuses subaiguës, soit à un œdème de la peau longtemps prolongé, les deux processus aboutissant au même résultat. Et ce qui tend à le prouver, c'est que, dans les cas où l'inflammation de la peau n'entraîne pas d'altérations ganglionnaires, l'œdème lymphatique fait défaut, et tout se borne à une simple dermite hypertrophique.

En raison même des conditions où il prend naissance, cet œdème lymphatique qu'on a vu succéder à un œdème cardiaque généralisé et prolongé, se distingue à tous points de vue de l'œdème ordinaire, par sa consistance scléreuse, par l'absence de dépressibilité des tissus et l'hypertrophie concomitante du derme. Cette hypertrophie peut aller au point de donner à la peau une apparence éléphantiasique, et cette dernière forme établit ainsi une transition avec l'éléphantiasis vrai, qui succède dans les pays chauds à des poussées successives d'érysipèle, et paraît être, lui aussi, en raison des lésions constatées histologiquement, le résultat extrême d'un œdème lymphatique, d'une stase de lymphe pathologiquement altérée, combinée avec une irritation chronique amenant une hypertrophie parfois monstrueuse du derme.

Mais, si le système lymphatique n'a en définitive qu'une faible part dans le pathogénie de l'œdème, les modifications à peu près constantes des troncs lymphatiques et des ganglions dans les infiltrations anciennes donnent néanmoins à penser qu'ils ont une part active dans l'évolution de cet état morbide. Ludwig avait déjà vu que sur l'animal vivant l'œdème peut se dissiper complètement par l'intermédiaire de ces vaisseaux.

Au point de vue physiologique, le fait est prouvé, et si, chez un chien, on provoque une tuméfaction de la lèvre supérieure au moyen d'une ligature fortement serrée, puis, celle-ci enlevée, qu'on ouvre un lymphatique au cou, on voit la lymphe s'écouler en abondance et l'œdème diminuer à vue d'œil. La dilatation presque constante dans l'hydropisie, des lymphatiques des régions inguinale et rétro-péritonéale, semble prouver aussi que ces vaisseaux constituent une des principales voies d'élimination pour la sérosité épanchée, fait que l'anatomie comparée confirme également. On sait en effet que l'ascite fait constamment défaut chez certains batraciens dont le système lymphatique communique librement par des stomates avec la cavité péritonéale, tandis que cet épanchement s'observe au contraire chez le triton et l'axolot dont la séreuse est dépourvue d'orifices lymphatiques (Philippeaux.) Au point de vue de la rapidité parfois considérable avec laquelle se résorbent les collections liquides des grandes séreuses, plèvre péricarde, péritoine, ce fait anatomique est intéressant.

Mais ce phénomène est encore plus apparent dans le réseau lymphatique superficiel du derme, où la résorption prend une telle activité qu'elle aboutit à cette variété d'inflammation angioleucitique spéciale, que Lailler a décrite sous le nom de lymphangite valvulaire ou en plaques. Cette lymphangite coïncide le plus souvent avec des lésions cutanées superficielles, s'accompagnant de beaucoup d'œdème, et son évolution rend compte de sa forme particulière. Tant que l'œdème résultant d'une élévation de la tension capillaire se produit ou reste limité au tissu cellulo-adipeux sons-cutané, le réseau des lymphatiques reste inerte, et l'exploration la plus minutieuse ne laisse découvrir ni dilatation vasculaire, ni engorgement des ganglions; mais, lorsque l'infiltration gagne la peau, origine principale des capillaires lymphatiques, ou lorsqu'un œdème sous-cutané considérable commence à se résorber, aussitôt ces vaisseaux s'engorgent, les glandes se tuméfient, et au-dessous de la peau, qui ne présente pas de changement de coloration ou seulement quelques traînées rougeâtres, l'on peut sentir les troncs lymphatiques sous forme de cordons noueux, moniliformes, roulant sous le doigt et douloureux à la pression. Cette lymphangite subaiguë superficielle, qui peut envahir consécutivement les lymphatiques profonds, s'accompagne d'une induration œdémateuse limitée au trajet des vaisseaux, induration s'étendant jusqu'aux ganglions, et due sans doute à la coagulation de la lymphe et à l'irritation du tissu conjonctif péri-lymphatique. Il se passe donc là, vraisemblablement, un fait analogue à ce que l'on voit au déclin de l'érysipèle, lors de la résorption de l'œdème inflammatoire et des globules blancs infiltrés dans le derme. Ces éléments sont repris par les lymphatiques, et, lorsque le transport est très-actif, ceux-ci peuvent s'enflammer et donner lieu à une lymphangite généralisée (lymphangite interstitielle, endo et péri-lymphangite) avec traînées d'indurations secondaires qui persistent souvent longtemps après la disparition des lésions cutanées (1). Cette lymphangite, qui paraît résulter à la fois de l'augmentation de la pression intra-lymphatique, et de l'irritation qu'entraîne la sur-activité du cours de la lymphe, disparaît en général lorsque l'œdème s'est dissipé. Dans l'œdème du tissu cellulaire profond, la dilatation des lymphatiques paraît aussi constante, mais leur inflammation consécutive n'a pas encore été constatée histologiquement. Toutefois, le phénomène inflammatoire étant secondaire, l'on peut supposer qu'ils jouent dans ce cas un rôle analogue à celui des capillaires du réseau cutané dans les œdèmes de la peau. Les relations du système lymphatique avec les séreuses et le tissu conjonctif, qui paraît en définitive n'être qu'un vaste sac lymphatique cloisonné, en

(1) Renaut, *Bull. Soc. anat.* 1872. Compte-rendu de la Soc. Biol. 1873.

communication directe avec les origines des vaisseaux, le rôle de ceux-ci qui est de ramener dans le sang les liquides de désassimilation et le surplus du plasma sanguin non employé dans les actes nutritifs, confirment cette hypothèse. Néanmoins la difficulté de l'exploration et le peu de symptômes apparents auxquels donne lieu, soit l'ectasie des lymphatiques profonds, soit leur inflammation, doivent faire mettre encore un point de doute à cet égard.

V.

ŒDÈMES D'ORIGINE ARTÉRIELLE ET CAPILLAIRE.

L'arrêt absolu de la circulation artérielle ne paraît avoir, au point de vue de la production de l'œdème, aucune importance. Tout au plus peut-il favoriser, sans en être la cause première, l'apparition de thromboses dans les veines correspondantes, si à la diminution de pression, par défaut de la vis à tergo, se joint la compression des troncs veineux voisins.

Bizot (de Genève) et après lui Thierfelder, ont bien noté, dans les cas d'aortite aiguë, l'apparition d'un œdème localisé d'abord aux membres inférieurs, puis général, s'accompagnant d'agitation et de symptômes fébriles, mais ces faits qu'on a cherché à interpréter par une lésion concomitante des plexus cardiaques, peuvent aussi bien se rattacher à l'affection du cœur et des poumons qui accompagnait la phlegmasie des parois de l'aorte qu'à la gêne de la circulation artérielle. Il en est de même des oblitérations pathologiques des artères; l'on a du reste remarqué qu'en pareil cas les troncs veineux sont généralement oblitérés par des caillots au même niveau que les troncs artériels dont ils sont satellites. Que ce soit là un simple effet de la stase sanguine par défaut d'impulsion du sang à travers les capillaires, ou un effet local, l'inflammation, produisant sur la veine ce qu'elle a produit sur l'artère, cela suffit pour légitimer l'épanchement assez faible du tissu cellulaire, qui accompagne quelquefois l'artérite (1). Les mêmes causes qui agissent sur l'artère pour la comprimer agissent aussi sur la veine. Plus souvent, la conséquence de l'interception artérielle est la gangrène sèche ou humide, et dans cette seconde forme l'engorgement œdémateux et douloureux des parties envahies par la gangrène dépend de l'oblitération concomitante des veines, car dans les cas d'artérite simple la gangrène offre constamment la forme sèche.

Cependant, si l'oblitération des artères ne suffit pas à produire de l'infiltration, parce qu'elle n'entraîne pas de désordres sérieux dans la circulation capillaire, il ne s'ensuit pas que les variations de la tension du sang dans les artères soient indifférentes en tant que condition pathogénique d'œdème. Celui-ci n'est en effet qu'une diapédèse séreuse s'opérant au niveau des capillaires, sous l'influence d'une élévation de tension, et dans ce mécanisme quoique les capillaires non susceptibles de dilatation n'aient qu'un rôle entièrement passif, ils n'en subissent pas moins l'influence des variations de la pression sanguine générale. Or, ces influences, en l'absence de tout obstacle au cours du sang veineux, agissent principalement sur le système artériel, et l'on peut se demander si, indépendamment de l'abaissement de pression sous le coup de l'impuissance motrice du cœur, qui ne retentit sur les capillaires que par suite du ralentissement de la circulation veineuse, l'augmentation de la pression artérielle est à elle

(1) Cependant on a observé de l'œdème des reins après la ligature de l'artère rénale, et de la rate après la ligature de la splénique, à côté d'infarctus. Cette congestion consécutive à la ligature de certaines artères tiendrait, d'après Brown-Séquard, à ce que la ligature paralyse les vaso-moteurs qui se rendent à toutes les branches. En effet, si l'oblitération se produit sans que les nerfs soient lésés, on n'observe ni congestion ni hyperémie. (Comptes-rendus de la Soc. de biol., 1870.)

seule capable d'élever suffisamment la tension dans le système veineux correspondant pour produire une transsudation exagérée et de l'œdème. Un certain nombre de faits tendent à l'établir. Ainsi, il n'est pas rare d'observer un gonflement léger dans les parties congestionnées, surtout lorsque l'hyperémie a duré un certain temps, et peut-être peut-on rapprocher de cet œdème de nature congestive les infiltrations qui succèdent à la cicatrisation rapide d'ulcères cutanés, à la suppression des règles ou d'hémorrhoïdes, de même que l'on voit quelquefois, dans le cas de déviation ou « d'ataxie menstruelle » la suppression de l'écoulement sanguin donner lieu à des congestions viscérales, avec hémorrhagie du côté des poumons, de l'estomac, des mamelles, de la muqueuse nasale ou des membres inférieurs (Courty, Raciborski).

L'œdème collatéral et inflammatoire, qui se rencontre autour des parties enflammées et à leur niveau, est encore le fait d'une congestion capillaire. La circulation étant ralentie dans les réseaux de l'organe phlogosé, il y a un afflux de sang dans les vaisseaux voisins, puis augmentation de tension, avec exosmose séreuse d'un liquide plus riche souvent en substance fibrinogène et en fibrine que le liquide de l'œdème normal, par suite du voisinage d'un foyer d'inflammation, qui est une source de déchets organiques. Tel est encore l'œdème de la glotte qui complique les ulcérations du larynx, celui de la peau dans le cas de collections purulentes profondes; l'œdème dit rhumatismal (Monneret), qui n'est vraisemblablement qu'un œdème de voisinage développé au niveau des articulations malades chez des sujets prédisposés aux infiltrations; enfin l'œdème de la face et des extrémités, presque constant dans la trichinose prononcée, la myosite trichineuse s'accompagnant toujours d'une hyperémie collatérale intense causée par l'irritation des tissus. Dans la même catégorie il faut encore placer l'œdème aigu du poumon, consécutif à la thoracentèse, accident rare, sur lequel Béhier, Hérard et Moutard-Martin, ont attiré l'attention (1). Cet œdème est le résultat d'un afflux de sang dans les petits vaisseaux qui se laissent distendre facilement en raison de la diminution de résistance des tissus tout autour d'eux (*œdème ex vacuo.*) La dyspnée, la suffocation, l'expectoration albumineuse ou sanglante sont les conséquences de l'infiltration du parenchyme pulmonaire, qui amène infailliblement la mort par asphyxie si l'individu ne peut se débarrasser par expectoration du liquide épanché.

Il diffère ainsi notablement de l'œdème pulmonaire chronique que nous avons signalé chez les tuberculeux, dans le cas d'envahissement du poumon par des poussées granuleuses, par des zones d'inflammation chronique et des cavernes étendues.

Enfin l'origine des variations de la tension capillaire peut résider dans les artérioles elles-mêmes et dépendre de troubles fonctionnels du système nerveux. Nous avons vu déjà combien la paralysie expérimentale des vaso-moteurs favorisait la production de l'hydropisie; il nous reste à appliquer ces données aux œdèmes pathologiques qu'on a désignés sous le nom de névro ou neuro-vasculaires.

VI.

INFLUENCE DU SYSTÈME NERVEUX SUR LA PATHOGÉNIE DES ŒDÈMES.

L'histoire physiologique des œdèmes liés à quelque lésion du système nerveux est de date récente. Quoique on eût depuis longtemps signalé des coïncidences entre les altérations du cerveau et des nerfs et l'apparition de suffusions séreuses

(1) Béhier. Clinique du 13 juin 1873, recueillie par MM. Straus et Liouville, et Progrès médical, 1873.

fisante pour paralyser les filets cardiaques du nerf vague ; l'excitation de la corde ne détermine plus alors la moindre sécrétion quoique l'accélération du courant sanguin veineux ne diffère pas essentiellement de celle qu'on obtient avant l'intoxication, par l'irritation de la corde. D'autre part, si on lie les artères de la glande sous-maxillaire, l'excitation du nerf dilatateur amène encore l'hypersécrétion de la salive, qui s'opère même sur une tête d'animal mort d'hémorrhagie ou décapité. La dilatation artérielle n'est donc pas reliée à la fonction sécrétoire de la glande, et Hendenhain a rendu plus probable encore le fait de l'indépendance des deux fonctions en montrant que les terminaisons des nerfs glandulaires vont dans les cellules sécrétantes et que dans une glande dont les nerfs sont soumis à une irritation prolongée, les cellules anciennes sont bientôt remplacées par de jeunes cellules de formation récente. Du reste, il y a d'autres faits, et si la corde tympanique est le seul type irrécusable de nerf présidant à la dilatation active des vaisseaux, des expériences déjà anciennes, faites dans un tout autre but, paraissant démontrer d'une façon plus générale l'existence de ces nerfs dilatateurs dans tout l'organisme.

Lorsqu'on dépose une goutte d'ammoniaque sur la conjonctive d'un animal, d'un chien ou d'un lapin, on obtient rapidement une hyperémie intense avec larmoiement, puis à ces signes de vascularisation exagérée succèdent tous les symptômes d'une inflammation aiguë ; mais si à ce moment on galvanise le sympathique au cou, la vascularité de la conjonctive diminue et les paupières s'ouvrent largement, en même temps que la rougeur produite par le caustique disparaît presque entièrement. En effet cette vascularisation dépend non d'une paralysie du sympathique, mais d'une dilatation active des vaisseaux de la conjonctive, sous l'influence de l'irritation produite par l'ammoniaque. En irritant directement les nerfs on obtient le même résultat. Chez un lapin, deux aiguilles sont appliquées sur le ganglion de Gasser et l'on fait passer un courant induit : aussitôt il y a rétrécissement de la pupille, injection des vaisseaux de la conjonctive et larmoiement, avec hyperesthésie de la cornée, du globe de l'œil et des paupières ; à la suite de ces lésions irritatives, il peut se développer, au bout de quelques heures, un processus inflammatoire (Samuel).

Les effets observés après la section du trijumeau confirment encore cette existence de nerfs dilatateurs. Lorsqu'on coupe dans le crâne les trois branches afférentes au ganglion de Gasser, ainsi que l'avait déjà fait Magendie, l'animal perd toute sensibilité du côté lésé, puis l'œil devient blanc, la cornée opaque, la température s'abaisse, les éléments anatomiques s'altèrent et il en peut résulter une fonte purulente de l'œil. Par quel mécanisme se produisent ces troubles trophiques, à la suite de la section d'un nerf sensitif? Notons d'abord que la cinquième paire est le seul nerf de sentiment dont la suppression entraîne de pareils désordres, car ceux que l'on constate après la section de la moelle ou du nerf sciatique, dans les éléments anatomiques des membres paralysés, quoiqu'ils aient été rapportés à la dégénérescence des filets nerveux, aux lésions vasculaires et à l'endartérite qui l'accompagnent, paraissent plutôt provenir des traumatismes de tout genre et de l'anesthésie qui résultent de l'inactivité fonctionnelle de ces parties. D'autre part, la section d'un nerf mixte comme la sciatique entraîne l'inertie non-seulement des dilatateurs, mais aussi des filets sympathiques qui lui sont accolés, c'est-à-dire une stase passive, ce qui n'a pas lieu pour le trijumeau.

Quoi qu'il en soit, on ne peut pas attribuer à une dégénérescence nerveuse les troubles trophiques qui suivent la section du trijumeau, car au huitième jour, lorsque tous les désordres sont manifestes, les nerfs ne présentent aucune altération de texture, non plus que le ganglion de Gasser, qui paraît jouer à leur égard le rôle de centre trophique indépendant. Virchow, dans une théorie générale, attribuait ces désordres à des traumatismes externes directs, les animaux opérés étant, disait-il, privés de sensibilité et rendus incapables de percevoir les obstacles extérieurs et de s'en garantir. Pour quelques-unes de ces lésions d'ordre mécanique, le fait est possible, et lorsqu'on protége l'œil du lapin opéré, avec son oreille comme l'a fait Snellen, ou par une plaque de cuir à l'exemple de Buttner, elles peuvent manquer ou n'apparaître que tardivement; mais, quoi qu'on fasse, l'abaissement de température est constant. Les traumatismes et l'anesthésie locale paraissant n'avoir qu'une part restreinte dans la pathogénie de ces troubles trophiques, Cl. Bernard estime qu'ils peuvent rationnellement s'interpréter par l'hypothèse de nerfs vasculaires dilatateurs contenus dans la cinquième paire (1). En effet, en sectionnant le trijumeau on sectionne un nerf triple, un nerf de sensibilité, l'ophthalmique, le maxillaire supérieur et le maxillaire inférieur; un nerf moteur, la petite branche ou nerf masticateur; enfin un nerf dilatateur émanant de la cinquième paire et du facial : le nerf lacrymal dont l'irritation amène un abondant écoulement de larmes, la corde du tympan, émanée du lingual, enfin l'auriculo-temporal dont l'irritation amène une dilatation considérable des vaisseaux de l'oreille. Ainsi les dilatateurs qui se rendent à la langue, à l'oreille, à l'œil et à la glande sous-maxillaire sont supprimés par suite de l'inertie du trijumeau.

Or, on sait que dans l'état normal les petits vaisseaux se dilatent et se contractent d'une façon indépendante du cœur. Warthon Jones, dans l'aile de la chauve-souris, Schiff, sur l'oreille du lièvre et du lapin, ont signalé dans les artérioles ces alternatives de dilatation et de rétrécissement rhythmi-

(1) Cl. Bernard, Communicat. Soc. de biol. 1874.

ques, sans isochronisme avec le pouls, et en vertu desquelles les vaisseaux subissent, suivant leur plénitude, des modifications de calibre. Ces changements de volume qui sont placés, suivant Cl. Bernard, sous une influence sensitive spéciale cessent lorsque la cinquième paire est coupée, et tous les vaisseaux sont alors uniformément contractés sous l'influence du système nerveux ganglionnaire, de telle sorte que les veines sectionnées laissent a peine échapper une goutte de sang. Alors la circulation capillaire se modifie ; au lieu d'être rhythmique et en rapport avec les besoins de la nutrition, elle devient uniforme, et des troubles trophiques sont la conséquence des modifications survenues dans les échanges nutritifs par suite de l'altération du sang et de l'insuffisance de la circulation. Et c'est bien l'ischémie qui est en cause ici, car si l'on enlève préalablement le ganglion cervical supérieur, les troubles sont plus lents à se produire.

On pourrait citer encore différents faits à l'appui de cette théorie, mais je ne veux pas insister davantage, ces expériences prouvant suffisamment l'existence de nerfs dilatateurs spéciaux dont l'irritation entraîne une hyperémie active des parties qu'ils innervent. Ces nerfs spéciaux sont physiologiquement démontrés dans la glande sous-maxillaire, dans la face et l'oreille, mais non encore dans les membres et le tronc, à moins qu'on ne donne ce nom aux nerfs érecteurs de Eckhardt et de Bernard, et l'on ne peut s'appuyer pour les généraliser que sur ce fait, que l'organisme étant soumis à des lois générales, et non point particulières à telle ou telle partie, une disposition anatomique démontrée en un point, doit se retrouver dans la généralité des éléments similaires de l'économie. Quelques expériences semblent aussi confirmer cette manière de voir.

Quant à savoir comment agissent ces nerfs, c'est un point encore hérissé de difficultés, car s'il est indubitable que les hyperémies qui succèdent à la section du sympathique sont incomparablement moins violentes que celles que l'on obtient par l'irritation des nerfs sensitifs, on n'est d'accord ni sur la cause de ces différences ni sur leur mécanisme. Selon Schiff, la voie nerveuse par laquelle s'exerceraient les actions vaso-dilatatrices, appartiendrait au grand sympathique, qui conduirait à la fois les fibres dilatatrices et les fibres constrictives, et ces dernières étant plus nombreuses, leur action dominerait seule lorsqu'on excite le nerf; au contraire, les deux ordres de fibres étant séparés à leur origine médullaire, l'excitation de la moelle, selon le point touché par l'excitant, produirait tantôt une constriction, tantôt une dilatation. Mais par quelle voie la dilatation se propage-t-elle aux vaisseaux? Est-ce par une action directe des filets dilatateurs sur les fibres longitudinales que Gimbert a démontrées dans la tunique moyenne des artères, et qui agiraient en diminuant les courbures du vaisseau? Est-ce au contraire, comme le pense Vulpian, que les dilatateurs agissent par action suspensive sur les constricteurs, par l'intermédiaire des ganglions et des cellules nerveuses, les constricteurs étant dans un état permanent d'activité moyenne que l'action des nerfs dilatateurs aurait pour résultat d'abolir momentanément ou de supprimer? Loven explique ces congestions actives par une excitation transmise à la moelle et réfléchie par le centre spino-bulbaire, ou par les ganglions périphériques placés eux-mêmes sur le trajet des nerfs; mais, s'il est vrai qu'une excitation violente des nerfs sensitifs puisse dans certains cas amener une paralysie réflexe, il est cependant manifeste que les phénomènes congestifs sont beaucoup plus violents et l'élévation de tension dans les vaisseaux périphériques plus élevée après l'irritation des nerfs de la sensibilité et mixtes, qu'on ne l'obtient par la section des filets nerveux du système ganglionnaire.

Devant ces faits, Legros, qui niait l'existence de dilatateurs spéciaux, a formulé sa théorie de péristaltisme des artères. D'après lui les vaisseaux seraient animés de contractions vermiculaires idiopathiques partant des gros troncs pour se propager aux plus petits rameaux et se produisant sous l'influence de l'excitation à divers degrés du grand sympathique. A une irritation énergique du nerf succéderait une contraction tonique excessive et permanente des vaisseaux, un véritable tétanos vasculaire entraînant l'anémie; à des excitations modérées, celles par exemple qu'on obtient avec des courants induits à direction centrifuge, qui mettent en jeu les contractions vermiculaires des vaisseaux, succéderait une hyperémie considérable et plus active que celle qu'on obtient par la section du sympathique.

Une autre hypothèse a été formulée. L'hypersécrétion de la glande sous-maxillaire, consécutive à l'irritation de la corde tympanique ne s'expliquant ni par une dilatation artérielle, ni par une constriction veineuse, puisque celle ci se produit encore lorsqu'on a lié les artères de la glande, et que d'autre part la ligature des veines émergentes ne produit aucune hypersécrétion en l'absence d'excitants portés sur le nerf, on a fait de cette hyperémie active une conséquence naturelle de l'excitation glandulaire, excitation qui développerait dans les tissus, par l'intermédiaire d'une modification de la nutrition intime, un apport plus considérable de sang artériel. Ainsi, dans cette théorie, la corde du tympan irritée amène dans les cellules sécrétantes une modification de nutrition, d'où attraction de ces cellules pour le sang rouge et dilatation vasculaire consécutive. Les nerfs dilatateurs agiraient donc, non plus sur les vaisseaux mais sur les éléments intra-vasculaires, pour activer les échanges moléculaires, et l'hyperémie active serait subordonnée à une attraction spéciale des éléments organiques pour le sang des artères. C'est rentrer dans l'interprétation de Schiff, qui pensait que la dilatation active était étrangère aux tuniques propres des vaisseaux, et devait s'effectuer par l'intermédiaire des tissus inter-vasculaires.

De ces hypothèses, il faut l'avouer, aucune n'est satisfaisante; toutes les expériences ne concordent pas entre elles, et une obscurité à peu près complète règne encore aujourd'hui sur la nature de la dilatation active.

On sait cependant que les dilatateurs ne peuvent être considérés comme les véritables antagonistes des nerfs sympathiques, car la section des premiers, qui devrait provoquer, dans le cas d'antagonisme vrai, un resserrement tonique des vaisseaux, ne produit dans ceux-ci aucune modification de calibre (Vulpian).

Quoique ce mécanisme soit encore problématique, il est bien établi, toutefois, que des lésions partielles de la moelle peuvent déterminer des constrictions ou des dilatations vasculaires, et que chacune de ces modifications peut provenir, soit d'une excitation directe, soit d'une excitation réflexe de chaque ordre de fibres. Ces faits permettent de ramener physiologiquement à deux formes les hyperémies consécutives aux lésions nerveuses : les premières, hyperémies névro-paralytiques ou passives, qui résultent de la paralysie complète du système nerveux cérébro-spinal et sympathique; les secondes, hyperémies actives ou fonctionnelles qui succèdent à l'irritation des nerfs sensitifs ou de la moelle par l'intermédiaire d'une action directe ou réflexe de vaso-moteurs, et peuvent quelquefois, en raison de la violence de la congestion, favoriser le développement d'un processus inflammatoire subaigu et de symptômes fébriles.

La clinique confirme ces distinctions en offrant de nombreux exemples d'hyperémies sans lésion du sympathique : ainsi la congestion de la glande sous-maxillaire et la salivation, dans les cas de névralgie, la congestion de la joue et de la conjonctive, par suite de l'irritation du ganglion de Gasser, les hyperémies consécutives aux névrites et aux lésions irritatives des nerfs. C'est donc, en résumé, par le fait d'une congestion plus ou moins violente que les lésions du système nerveux agissent comme condition pathogénique d'œdèmes, et toutes les hydropisies décrites dans la science sous le nom d'hydropisies nerveuses doivent, en dernière analyse, être ramenées à des transsudations exagérées consécutives, à des dilatations artérielles, soit passives (œdèmes d'origine paralytique), soit actives (œdèmes d'origine irritative).

Quelle qu'en soit l'origine, le mécanisme est le même, et l'épanchement est toujours en rapport avec l'élévation de tension dans les capillaires dont le diamètre reste constamment invariable. C'est, en effet, par suite de la non-distension de ces canaux que la dilatation artérielle amène une transsudation séreuse, car on ne comprendrait pas autrement comment la dilatation pourrait favoriser l'exosmose du liquide, la pression, toutes choses égales d'ailleurs, devant être moindre dans un vaisseau dilaté.

Suivant son origine active ou passive, l'œdème pourra présenter quelques différences au point de vue de son aspect extérieur, de son évolution et des phénomèmes généraux qui l'accompagnent. Insistons quelque peu sur ces deux variétés.

Œdèmes par paralysie des nerfs vaso-constricteurs.

On sait depuis longtemps que la section du sympathique favorise l'apparition d'épanchements séreux dans les tissus privés de vaso-constricteurs. C'est un fait mis hors de doute par les expériences de Cl. Bernard, et par celles de Brown-Séquard et de Schiff, qui observèrent de l'œdème pulmonaire et un hydropéricarde à la suite de l'extirpation des ganglions cervicaux supérieurs et thoraciques du sympathique. Colin avait déjà vu que, sur le cheval, la résection de ce nerf dans sa portion cervicale est suivie de sueurs abondantes sur la portion correspondante de la face et de l'encolure, sueurs en rapport sans doute avec la congestion de la peau, et l'hypersécrétion consécutive des glandes sudoripares.

La paralysie des filets ganglionnaires abdominaux amène un résultat analogue. Lorsqu'on retranche sur un lapin le plexus solaire l'animal, qui ne survit guère plus de deux ou trois jours en vertu de la susceptibilité de la séreuse péritonéale, est bientôt pris de diarrhée, et l'on trouve, à l'ouverture, les dernières parties du canal intestinal, le cæcum et le côlon remplis de liquide. L'on peut encore rapprocher de ces troubles vaso-moteurs la polyurie avec ou sans passage de sucre et d'albumine dans les urines, qui succède, soit à la section du cordon cervical du sympathique, soit à la piqûre du plancher du quatrième ventricule, au foyer d'origine des vaso-moteurs rénaux.

La pathologie cérébrale fournit aussi des preuves décisives au point de vue de l'influence hydropigène du système nerveux ; le fait devient alors plus complexe, car ce n'est pas seulement de l'œdème qu'on observe dans le cas de lésions du cerveau et de la moelle, mais bien tous les désordres que peut entraîner une congestion poussée le plus souvent jusqu'à la rupture des petits vaisseaux.

Brown-Séquard en 1870 démontrait en effet à la Société de Biologie, la presque constance de suffusions hémorrhagiques, d'ecchymoses et d'œdèmes des viscères thoraciques et abdominaux, à la suite de lésions expérimentales ou pathologiques de la base de l'encéphale (couches optiques, corps striés, protubérance et bulbe), et de quelques points de l'encéphale lui-même.

Quelque temps après, en 1873, M. Liouville, présentant à la Société de Biologie (séance du 17 mai) des pièces recueillies sur un individu mort d'hémorrhagie cérébrale occupant la protubérance et l'hémisphère droit, faisait remarquer que la concomitance des symptômes présentés par le malade : (polyurie glycosurie et albuminurie), qui lui avaient permis de diagnostiquer le siége de la lésion (*Hémorrhagie de certains points de la protubérance*), étaient en rapport avec l'altération des centres vaso-moteurs; la piqûre du plancher du quatrième ventricule amenant des symptômes analogues du côté des reins. Liouville, rappelant les expériences de Brown-Sequard, rapportait aussi à la paralysie vaso-motrice les suffusions sanguines sous-séreuses considérables et les gros noyaux apoplectiques constatés à l'autopsie dans le poumon opposé à la lésion cérébrale (1).

Une série de faits rappelés par M. le professeur Charcot dans la discussion de la Société de biologie, d'autres communiqués par A. Barety, à la même Société le 12 juillet 1873 en même temps que différents travaux de A. Ollivier sur cette question confirmèrent ces premières données. Ils établirent nettement que, dans les cas d'hémorrhagie cérébrale, et san doute également de ramollissement et de tumeurs volumineuses, il peut se développer dans le poumon et les séreuses correspondant à l'hémiplégie, des altérations diverses : des ecchymoses sous la plèvre et le péricarde, des épanchements sous-pleuraux, de la congestion et de l'apoplexie pulmonaire, diffuse et infiltrée, ou circonscrite en noyaux; enfin de l'œdème, et plus particulièrement de l'œdème mélangé de congestion, sous forme de pneumonie hypostatique (2).

(1) Liouville. Comptes rendus de la Soc. de biol. pour 1873, et Gazette médicale; 1873.

(2) A. Barety. De quelques modifications pathologiques dépendant d'hémorrhagie ou de ramollissements circonscrits du cerveau et siégeant du côté de la paralysie, c'est-à-dire du côté opposé à l'affection cérébrale. (Note lue à la Soc. de biol., le 12 juillet 1873.) — Ollivier. Comptes-rendus Soc. biol., 1873, et Archives gén, de médecine, 1873.

Les observations d'Ollivier se rapportent toutes à des lésions considérables du corps opto-strié du côté gauche, avec épanchement sanguin dans le ventricule latéral correspondant ou sous l'arachnoïde. Notons toutefois que Cl. Bernard avait déjà constaté dans le poumon des lésions analogues (engorgement œdémateux et hépatisation simulant la pneumonie) après la section des nerfs vagues.

Du côté des reins, l'hémorrhagie cérébrale amène les mêmes désordres, et la congestion peut aller jusqu'à produire une albuminurie temporaire.

Ollivier en a cité un exemple chez un homme de 77 ans, à la suite d'une attaque d'apoplexie cérébrale. Ce malade, une heure après l'attaque, présentait une hémiplégie complète de la motilité et de la sensibilité du côté droit, avec un peu de roideur dans les membres. Le lendemain de son entrée à l'infirmerie d'Ivry, il était dans un état de résolution complète, et l'on constata la présence d'une assez grande quantité d'albumine dans les urines. La mort étant survenue huit heures après, à l'autopsie indépendamment de la lésion principale qui consistait en un caillot énorme remplissant le ventricule gauche, avec destruction du corps strié, déchirure du septum médian et de la voûte à trois piliers, d'où épanchement de sang dans les ventricules moyen et latéral droit, et état athéromateux des artères de l'encéphale, on trouva une congestion pulmonaire considérable, une large ecchymose sous la capsule du rein droit, avec foyer apoplectique de la grosseur d'une noisette, et d'autres plus petits disséminés à la surface et dans l'intérieur de la substance corticale.

Ollivier a cherché à reproduire expérimentalement cette paralysie vaso-motrice, et les résultats auxquels il est arrivé, quoique ne s'appliquant pas directement à l'œdème, ne sont pas moins instructifs à cet égard.

En piquant la partie antérieure de l'un des hémisphères, il

n'y eût pas de lésion apparente; la dilacération de la partie moyenne de l'hémisphère fut suivie d'une congestion rénale du côté de la lésion du cerveau. Une hémorrhagie méningée, qu'on provoqua par la déchirure du sinus longitudinal supérieur, amena une congestion des deux reins avec albuminurie passagère ; enfin, en lésant la moitié latérale du plancher du quatrième ventricule, il y eut congestion unilatérale dans le rein du côté opposé.

Ces faits paraissent décisifs, car — vu l'analogie qu'on peut établir entre la sécrétion d'urines albumineuses et la transsudation élective du sérum plus ou moins chargé d'albumine dans le tissu conjonctif, les poumons et l'intérieur des séreuses, — il est permis d'identifier ces deux phénomènes et d'interpréter leur différence d'aspect par la différence de structure, de fonctions et de vascularisation des organes en cause. Expérimentalement, du reste, on reproduit cet œdème par simple paralysie vaso-motrice, et il offre souvent alors cette particularité qu'on retrouve aussi dans l'œdème obtenu par une ligature veineuse, si, en même temps que la ligature, il y a eu section de tous les nerfs, que l'infiltration s'accompagne fréquemment d'ecchymoses et d'hémorrhagies circonscrites du tissu cellulo-adipeux sous-cutané et intermusculaire. Nous avons eu occasion de constater ce fait à plusieurs reprises ; en voici deux exemples : Sur un chien qui a subi la ligature de la fémorale, avec section du sciatique du côté droit, et à gauche la section du sciatique seul, les deux membres sont œdématiés, et l'examen nécroscopique montre du côté gauche de nombreuses ecchymoses ou plutôt une infiltration sanguinolente circonscrite du tissu connectif superficiel et profond. Au milieu des lésions typiques de l'œdème (infiltration du tissu par des globules blancs, retour des cellules à la forme embryonnaire, et dégénérescence granulo-graisseuse du protaplasma) domine une congestion énorme des vaisseaux artériels, veineux et capillaires, qui contiennent une quantité considérable de globules rouges et blancs. Sur les points ecchymosés, le départ des globules rouges a été si considérable dans le tissu conjonctif, que le nombre des hématies est de beaucoup supérieur à celui des leucocytes. En outre, un grand nombre des éléments cellulaires rouges sont déformés, fragmentés, et l'on constate dans le liquide de nombreuses granulations d'hématoïdine. Une autre fois, sur un lapin qui avait quelques jours auparavant subi la ligature de la fémorale avec section du nerf crural, sans œdème consécutif, on irrite le sciatique en le transperçant à deux reprises avec une aiguille à microscope chargée d'acide acétique cristallisable. L'animal étant mort au bout de quelques heures, l'autopsie fit reconnaître un œdème considérable, limité à la partie postérieure du membre principalement, et des ecchymoses un peu diffuses dans le tissu cellulaire. Le sciatique était enflammé, et sa gaîne tuméfiée, rouge et infiltrée de sérosité. Sur l'autre membre, où le sciatique a été préalablement sectionné, une injection de nitrate argentique au centième, pratiquée dans le but d'amener un œdème inflammatoire, n'a produit aucune lésion, sauf une petite ecchymose au niveau de la piqûre.

Ainsi, en résumé, la paralysie des vaso-moteurs par une lésion, soit à leur foyer d'origine, soit en un point quelconque de leur trajet, paraît suffisante pour amener de l'œdème, en l'absence de tout obstacle au cours du sang, et cet œdème est souvent accompagné d'une diapédèse de globules rouges assez considérable pour simuler une ecchymose ou une hémorrhagie limitée; ce dernier fait est en rapport avec les stases et les ecchymoses qui se produisent dans l'oreille du lapin et du chien, après la section de tous les nerfs qui s'y rendent.

Mieux encore que l'expérimentation, la pathologie humaine prouve cette influence hydropigène. Il n'est pas rare, en effet, de voir survenir dans les membres atteints d'hémiplégie, à la suite de certaines lésions du cerveau, de l'hémorrhagie, par exemple, ou du ramollissement, un œdème précoce qui s'accompagne d'élévation de température, de rougeurs fugaces ou persistantes des téguments, et reconnaît pour cause la paralysie des vaso-moteurs de la région; bien différent en cela de l'œdème tardif qui se produit ultérieurement, lorsque le membre pâle, froid, flasque, commence à s'atrophier, et résulte de l'absence de contractions musculaires de la stase veineuse et de la compression exercée par le membre inerte sur une veine principale. Cet œdème précoce, parfois fugace, et à peine appréciable, peut se généraliser à tout un côté du corps; tels sont les faits, rapportés par Barety, d'infiltrations séreuses du bras et de la jambe du côté droit, dans des cas d'hémorrhagie de l'hémisphère gauche et de ramollissement en foyers, siégeant à gauche, autour de la scissure de Sylvius; tel est encore celui que cite Ollivier dans un cas d'hémiplégie droite chez une femme de 61 ans, chez laquelle survint une anasarque de tout ce même côté, vingt-quatre heures après le début de la paralysie, sans qu'il y eût ni glycose ni albumine dans les urines, et sans aucun symptôme d'affection cardiaque ou rénale. Ces œdèmes, qui se produisent en général du deuxième au sixième jour après l'attaque, peuvent ne survenir que bien plus tard; on les a vus se montrer plusieurs années même après le début de la maladie, toujours en s'accompagnant de rougeur et de chaleur du membre paralysé par suite de la dilatation persistante des vaisseaux.

L'œdème qui se déclare dans le cours de l'ataxie, de la myélite dorsale avec ramollissement, les sueurs abondantes avec œdème de la peau qu'on a signalées dans le cas de lésion de la couche optique et du corps strié, l'infiltration séreuse du poumon dans l'hémorrhagie du cerveau, le ramollissement et la méningo-encéphalite diffuse rentrent tous dans cette catégorie; leur pathogénie est la même. Œdèmes d'origine paralytique, ils sont la conséquence d'une lésion des origines des vaso-moteurs dans le cerveau et la moelle ; ils apparaissent du côté opposé à la lésion des centres nerveux, évoluent et souvent disparaissent avec elle. Très-rarement ils siégent du même côté que la lésion ; dans un cas de ce genre que nous avons observé avec Liouville, à la clinique de notre maître M. Béhier, il y avait un ramollissement croisé du cerveau et du cervelet, et l'œdème occupait le côté correspondant à la lésion cérébrale.

Les observations nécroscopiques qui suivent, recueillies à la clinique de l'Hôtel-Dieu, offrent quelques exemples de la coexistence de lésions cérébrales diverses et d'œdèmes. Les autopsies ont été faites avec M. Liouville, et sous son contrôle. Je les résume en quelques mots :

Obs. III. — Hémorrhagie cérébrale. — Œdème pulmonaire.

G..., âgé de 61 ans, est apporté en pleine résolution à l'Hôtel-Dieu, (salle Sainte-Jeanne, n° 22), le 8 novembre 1873. La mort a lieu au bout de quelques heures. Les urines sont albumineuses, mais ne contiennent pas de sucre. A l'autopsie on constate dans le cerveau une hémorrhagie considérable siégeant dans le ventricule latéral droit, avec épanchement dans le quatrième ventricule, mais sans lésion du plancher ni de la protubérance. Le poumon gauche emphysémateux présente un œdème rouge considérable, avec noyaux d'apoplexie dont la grandeur varie depuis celle d'une noix à celle d'une amande et plus. Dans le poumon droit existent des lésions analogues, mais plus intenses encore, de l'emphysème et de l'œdème avec apoplexies diffuses en quelques points. A la base, une de ces infiltrations hématiques est si considérable que le poumon devenu friable se déchire avec la plus grande facilité sans qu'il y ait aucun hépatisation du tissu. La trachée est rouge, fortement hypérémiée, et dans le médiastin postérieur, on trouve une hémorrhagie occupant le tissu cellulaire tout autour des ganglions dans une étendue de 3 centimètres environ. Le cœur un peu hypertrophié, mais sans lésion de la fibre cardiaque, présente une insuffisance aortique assez considérable...

L'estomac offre des ecchymoses nombreuses avec hyperémie généralisée de la muqueuse et la même hyperémie, allant jusqu'à l'infiltration apoplectique, se retrouve dans la rate.

Le foie et les reins sont sans lésions apparentes.

Obs. IV. — Œdèmes et congestions viscérales coexistant avec des foyers de ramollissement dans le lobe droit du cerveau et le lobe gauche du cervelet.

A..., âgé de 66 ans, entre, le 3 juin 1871, à l'Hôtel-Dieu (salle Sainte-Jeanne, nº 28).

La résolution survenue brusquement est complète; les quatre membres soulevés retombent lourdement. La peau et les extrémités sont froides, les pupilles contractées, la cornée insensible et dépolie. La respiration est stertoreuse et les battements du cœur ralentis, ainsi que le pouls, qui est à peine sensible. A l'auscultation, on perçoit quelques râles isolés dans les deux poumons; la salive s'écoule involontairement et en abondance; il n'y a aucune hémorrhagie par les cavités de la face.

La mort survient au bout de quelques minutes.

Autopsie, 36 heures après le décès. — Il n'y a pas d'infiltration ni aux extrémités ni sur le tronc; pas d'épanchement dans les plèvres. Le poumon droit offre une congestion généralisée et un œdème rouge très-apparent, plus prononcé au sommet que dans le reste de l'organe, sans noyaux apoplectiques ni lésions du parenchyme. Dans le poumon gauche, on retrouve la même congestion œdémateuse, moins considérable, quoique très-apparente et sans extravasation sanguine. *Cœur* : insuffisance aortique, endocardite valvulaire, avec concrétions et épaissements des sigmoïdes de l'aorte de la mitrale et de la tricuspide.

Congestion du foie et de la rate; congestion périphérique du rein droit, sans hémorrhagies capillaires ni infarctus.

Dans le cerveau, du côté droit existe une petite lacune de la grosseur d'une lentille, dans la partie la plus externe de la portion grise extra-ventriculaire, au niveau du tiers postérieur et qui empiète dans une étendue analogue sur la substance blanche. Les ventricules latéraux contiennent une certaine quantité de liquide. De ce même côté droit, les méninges exulcèrent quelques parties de la substance grise périphérique, surtout les circonvolutions qui bordent la scissure de Rolando, où se distinguent deux foyers de ramollissement de la grandeur d'un pois; ces foyers sont très-limités, d'une profondeur de 2 millimètres, d'une couleur blanc-jaunâtre au centre, tandis que la périphérie est légèrement rosée et délimite nettement la perte de substance. Les artères, un peu scléro-athéromateuses, ne sont pas oblitérées, du moins celles de grand calibre, l'oblitération ne portant que sur les plus fines ramifications superficielles.

Du côté gauche on constate à la partie supérieure du cervelet un foyer de ramollissement jaune très-peu profond, qui se dirige de la ligne médiane vers le centre, dans une étendue de 3 centimètres. Les circonvolutions cérébelleuses sont jaunes, exulcérées et très-adhérentes aux méninges. La portion postérieure du corps calleux est également ramollie, blanche, friable, et présente, dans une zone de 2 à 3 centimètres, une notable destruction superficielle.

Rien de particulier sur le lobe droit du cervelet et le lobe gauche du cerveau (1).

Observation V.

M..., décédée dans le coma, le 14 mai, à l'Hôtel-Dieu, salle Sainte-Anne, nº 16. Elle est entrée quelques jours auparavant pour des accidents dépendant de lésions cérébro-spinales, sans présenter aucun symptôme du côté des viscères.

A l'autopsie on trouve une méningo-encéphalite diffuse de nature tuberculeuse, mais sans aucun épanchement dans les ventricules.

Le poumon droit offre un œdème généralisé sans apoplexies et sans lésions tuberculeuses notables. A gauche, l'œdème a envahi le lobe supérieur, et le lobe inférieur est le siége d'une pneumonie suppurée avec adhérences du poumon aux parois thoraciques, épanchement pleurétique peu considérable et infiltration œdémateuse des fausses membranes.

La rate et les reins sont congestionnés et ces derniers offrent un certain degré de stéatose. Il n'y a pas d'infiltration des extrémités inférieures, mais un œdème sous-cutané du tronc, très-peu apparent, quoique indubitable.

Tous ces accidents congestifs et œdémateux, ainsi que l'envahissement du poumon par une phlegmasie à évolution rapide, se sont déclarés durant le séjour de la malade dans les salles, sans cause appréciable extérieure et probablement sous l'influence de lésions vaso-motrices. En

(1) Nous savons que, dans les autopsies rédigées par M. H. Liouville, il existe d'autres exemples analogues confirmant tout à fait ces derniers.

Dans une démonstration du Laboratoire de l'Hôtel-Dieu, il en a été montré encore de nouveaux exemples : Dans l'un dû à un ramollissement cérébral du côté gauche, il existait des lésions très-considérables des deux poumons (emphysème, œdème et apoplexies).

effet, chez les individus, comme chez les animaux affaiblis, la paralysie du sympathique est très-rapidement suivie de phénomènes aboutissant à la suppuration, et la congestion qui résulte de cette paralysie favorise l'évolution de l'inflammation, qui est à la fois plus violente et plus rapide. Dans deux cas de goître exophthalmique, nous avons vu une pneumonie contractée accidentellement sous l'impression du froid, envahir dans l'espace de quarante-huit heures les deux poumons, évoluer avec rapidité et se terminer par la mort. Dans l'un de ces cas, le poumon atteint le premier se trouva, à l'autopsie, déjà parsemé de nombreux foyers de suppuration. On a, du reste, depuis longtemps émis l'idée que les affections pulmonaires aiguës qui surviennent dans le cours de certaines affections encéphaliques, dérivent directement de l'influence exercée sur les poumons par le cerveau et le bulbe. L'influence nerveuse ne va sans doute pas jusque-là; mais, en dehors de ce que cette opinion a d'exagéré, c'est un fait indéniable que la fréquence de la pneumonie, à laquelle prédispose la paralysie vaso-motrice, dans la terminaison des apoplexies déterminées par une hémorrhagie cérébrale ou un ramollissement. (Cruveilhier, Andral.)

J'emprunte encore les deux observations suivantes, l'une à la thèse de Renaut, l'autre au *Bulletin de la Société anatomique*.

Obs. VI. — Tuberculose pulmonaire. — Ramollissement cérébral apoplectiforme. — Sueurs localisées du côté paralysé. — Œdème aigu de la peau et du tissu cellulaire du même côté. (Renaut, Thèse, 1874, p. 95.)

X..., 35 ans, blanchisseuse, est couchée depuis fort longtemps dans la salle Saint-Landry, n° 5, à l'Hôtel-Dieu. Elle y est traitée pour une tuberculisation pulmonaire avancée. Au sommet droit du poumon existent de nombreuses cavernes; à gauche, il a des phénomènes évidents de ramolssement. Le cœur est normal.

La malade, en proie à la diarrhée et à la fièvre hectique, était dans un état déjà très-avancé de cachexie tuberculeuse, lorsque le 16 mai, elle fut prise d'une attaque apoplectique et tomba hors de son lit du côté paralysé.

Le 17 mai. — Sterteur; paralysie faciale incomplète à gauche; le bras et la jambe sont complètement paralysés du mouvement.

Pendant les huit jours suivants, la paralysie s'améliora légèrement, lorsque, le 25 mai, on s'aperçut que le côté gauche de la face et du cou, c'est-à-dire le côté paralysé, était couvert d'une sueur abondante perlant sur le tégument comme de la rosée. En même temps, la peau était rouge et chaude, mais très-souple.

Le 26, la sueur occupe toujours le côté gauche de la face et du cou mais elle s'est en outre étendue (toujours à gauche) sur le devant de la poitrine, sur le bras, l'avant-bras et la main ; la jambe est couverte d'une transpiration légère.

Le 27. Même distribution de la sueur, avec léger œdème des paupières et du coin gauche de la lèvre.

Le 20. Le cou, l'épaule, le bras, sont œdématiés, mais la sueur a disparu. L'œdème occupe aussi bien la peau que le tissu cellulaire sous-cutané. Il dessine dans le derme comme de petites vergetures en réseau, ou des ilôts semblables au centre anémique des papules d'urticaire. Le doigt appuyé sur la peau laisse une trace profonde. Cet œdème n'est nullement douloureux. Dans les trois jours qui suivent, rien de particulier à noter. L'œdème de la peau et du tissu cellulaire sous-cutané reste stationnaire. Les sueurs n'ont pas reparu; la mort arrive dans cet état après deux semaines, pendant lesquelles l'œdème a persisté.

A l'autopsie, on trouve les lésions ordinaires de la phthisie chronique, le cœur sain, les artères notablement athéromateuses, et un foyer de ramollissement dans la couche optique droite. Les nerfs périphériques n'ont pu être examinés. Les veines du membre supérieur et du cou n'étaient pas malades.

Obs. VII. — Affection cardiaque. — **Hémiplégie.** — Œdème du côté paralysé — Disparition de l'infiltration avec la paralysie (Bull. Soc. anat., 1873).

Au mois de mai 1873, entrait dans le service de M. Bourdon, à la Charité (salle Saint-Basile, n° 4), une femme âgée de 45 ans, atteinte d'hémiplégie du côté gauche, due probablement à une thrombose cérébrale. Il existait un rétrécissement mitral qui, jusqu'au moment où survint l'hémiplégie, n'avait point produit d'œdème. Dès le lendemain de l'entrée à l'hôpital, on remarqua un œdème manifeste des membres supérieur et inférieur du côté gauche. Cet œdème persista pendant plusieurs jours, et disparut progressivement avec l'hémiplégie.

On a signalé encore un assez grand nombre de cas de lésions cérébrales avec anasarque (Pellegrino-Levy, thèse de Paris, 1864) ; mais nous nous bornons à signaler ces faits, car, dans la plupart d'entre eux, il y avait en même temps de l'albuminurie et des lésions rénales, de sorte qu'il est difficile de suivre l'enchaînement des symptômes ; dans d'autres, au contraire, l'influence de la lésion du système nerveux est évidente, car c'est uniquement dans les parties paralysées que s'observe l'infiltration du tissu cellulaire.

Quoi qu'il en soit, les faits qui précèdent conduisent à admettre que la paralysie absolue et complète du systéme nerveux peut jouer un rôle important dans la production des œdèmes et dans leur localisation, ainsi que Laycock l'a soutenu. Sans doute, l'infiltration n'apparaît pas constamment dans les cas de lésions cérébrales et cérébro-spinales, mais l'inconstance même de ce phénomène est en rapport avec le siége de l'altération, car si le point d'origine des vaso-moteurs n'est pas atteint, la paralysie vasculaire fait défaut. Or les vaso-moteurs ne proviennent pas d'un centre unique situé dans le bulbe rachidien, mais bien de centres multiples, disséminés dans la substance grise de la moelle épinière, probablement au voisinage du point où a lieu leur origine apparente, et s'il n'est pas encore possible d'établir, à cet égard, une limite précise pour tel ou tel centre qui serait en rapport avec telle ou telle partie déterminée de la périphérie du corps, il n'est toutefois pas douteux que la lésion de certains points de l'axe médullaire agit plus spécialement sur certains groupes de vaso-moteurs. D'autre part, les vaso-moteurs de chaque région semblent provenir de sources multiples qui leur permettent de se suppléer et de se remplacer ; les uns suivent les nerfs cérébro-spinaux, les autres les vaisseaux, et la suppression de l'une de ces origines n'entraîne pas nécessairement de grandes modifications de la vascularisation dans les parties innervées par les fibres qui en émergent. Enfin, dernier argument, la section des vaso-moteurs peut bien ne pas annuler complètement la motricité des artères, vu la présence de petits ganglions isolés sur le trajet de leurs fibres terminales ; ces ganglions, après la section des vaso-moteurs afférents, ont sans doute encore quelque influence sur les filets qui en émanent, à l'instar des ganglions sous-maxillaires pour les fibres du sympathique cervical, après l'ablation du ganglion cervical supérieur, et des ganglions intra-cardiaques qui même après l'arrachement du cœur, font encore exécuter à cet organe des mouvements rhythmiques.

Ainsi, en résumé l'hyperémie neuro-paralytique, consécutive aux lésions du cerveau et de la moelle, est une condition favorable à la genèse des infiltrations séreuses, et peut à elle seule les déterminer, par suite de l'élévation de tension qu'elle provoque dans les capillaires ; mais alors, dans ce cas, en raison de la tendance aux stases que développe la suppresion totale du système nerveux sur les vaisseaux, l'œdème s'accompagne quelquefois d'ecchymoses du tissu cellulaire et même d'hémorrhagies, qui résultent, soit d'une diapédèse exagérée de globules rouges, soit d'une rupture des petits vaisseaux, lorsque la pression dépasse la limite de résistance des tuniques vasculaires.

Œdèmes par irritation des nerfs vaso-dilatateurs.

Longtemps avant la découverte des nerfs dilatateurs, Stilling, sentant déjà qu'il était difficile d'expliquer par le fait d'une paralysie vaso-motrice certains troubles pathologiques de la circulation, avait émis l'idée que ces troubles résultaient, non de l'inertie fonctionnelle du système nerveux, mais d'un mécanisme différent et encore inconnu. Les travaux de Cl. Bernard, de Schiff, de Loven et de Vulpian sont venus confirmer cette idée en montrant qu'il existe, au point de vue des lésions consécutives et de leur évolution, une différence fondamentale entre le défaut d'action nerveuse, la paralysie vasculaire, et l'exaltation de cette même fonction, causée par l'irritation des filets sensitifs périphériques. Il importe donc de distinguer les œdèmes qui se produisent dans ce dernier cas de ceux qui résultent d'une paralysie vaso-constrictive, d'autant plus que la distinction ne porte que sur la cause et le mécanisme de l'hypérémie, la transsudation séreuse au niveau des capillaires paraissant rester la même dans les deux cas.

Mais d'abord existe-t-il des œdèmes d'origine irritative? Et ne doit-on pas rapporter à une paralysie réflexe du sympathique les infiltrations localisées et fugaces, presque toujours passagères, qui se montrent dans le cours de névralgies, à la suite de névrites et de lésions traumatiques des nerfs, dans les hydropisies essentielles, et l'œdème généralisé de la scarlatine qui se produit en dehors de toute albuminurie?

Donders a émis l'hypothèse que l'irritation centrale transmise aux vaso-moteurs du système ganglionnaire, déterminait dans ceux-ci une activité exagérée, se traduisant d'abord par de l'anémie, et passant ensuite à l'épuisement. La dilatation vasculaire ne serait plus alors que l'expression d'une paralysie momentanée des constricteurs à la suite d'un excès d'activité. Certes je ne nie pas la réalité d'une paralysie réflexe du sympathique, à la suite de l'irritation des nerfs sensibles et mixtes; mais, au cas échéant, cette paralysie me paraît incapable de rendre compte du phénomène de l'œdème aigu. Les expériences de Schiff et celles de Loven ont en effet montré que cette constriction initiale, phénomène primordial dans l'idée de Donders, fait le plus souvent défaut, et que, lorsqu'elle existe, elle est si instable, si fugace, quelle que soit l'intensité de l'irritation qui lui a donné naissance, que cette contraction ne saurait aboutir à un épuisement avec dilatation consécutive du vaisseau, prolongée au-delà de quelques secondes; enfin cette dilatation paralytique est loin d'être aussi intense et aussi prolongée que celle qui suit une irritation douloureuse centrale ou périphérique, la dilatation dans ce cas persistant longtemps encore après que la réaction sensible de l'animal a cessé. Le fait que j'ai cité déjà, où une névrite expérimentale du sciatique, sans paralysie, amena une infiltration considérable du tissu cellulaire de la région postérieure du membre, et une expérience de Ranvier, qui prouve du même coup que l'œdème résulte non d'une stase veineuse mais d'une élévation de la tension au niveau des capillaires, me paraissant aussi répondre péremptoirement à cette question. Voici cette expérience : lorsqu'on excite le nerf tympanico-lingual pendant plusieurs heures sur un chien dont la glande sous-maxillaire a été découverte, la circulation s'active ainsi que la sécrétion, et, si on a lié préalablement le canal de Wharton, la tension déterminée par l'irritation de la corde tympanique peut devenir assez forte pour amener la rupture du canal. Mais on peut éviter cet inconvénient en mettant le conduit en communication avec un manomètre à mercure ; l'on voit alors, par le fait de l'excitation du nerf dilatateur, la colonne mercurielle s'élever rapidement et atteindre une tension de près de vingt centimètres, en même temps que la glande se gonfle et forme une saillie considérable au-dessous de l'angle de la mâchoire. Cette tuméfaction, qui se produit sans qu'il y ait aucune gêne de la circulation veineuse, est entièrement due à l'œdème de la glande, dont on trouve à l'examen histologique les lésions caractéristiques : les culs-de-sac glandulaires sont agrandis, leurs cellules refoulées, et, dans les espaces lymphatiques distendus, dans le tissu conjonctif où les éléments sont dissociés, il y a du sérum albumineux, sans fibrine, sans mucus, dans lequel nagent de nombreux globules blancs.

L'irritation des nerfs sensitifs, dans la genèse des œdèmes de ce genre, paraît en rapport avec leur brusque apparition, avec les phénomènes généraux douloureux et fébriles qui les accompagnent quelquefois, et avec leur marche aiguë subordonnée à l'intensité de la lésion primitive; elle s'accorde aussi avec les troubles de nutrition, éruptions bulleuses, érythème, zona, qui se montrent en même temps que l'œdème dans les cas de névralgies violentes, et sont vraisemblablement sous la dépendance de l'irritation des filets trophiques centrifuges émanés des ganglions spinaux et des ganglions correspondants du crâne (Samuel)... En effet, la paralysie vasculaire qui donne lieu à des congestions viscérales en rapport avec le degré de vascularisation de l'organe, n'aboutit jamais, en dehors de causes extérieures, à l'inflammation des parties congestionnées, tandis que l'hyperémie active s'accompagne fréquemment, soit de phénomènes inflammatoires, soit de troubles trophiques, non pas qu'elle les produise par elle-même, car le système vaso-moteur paraît hors de cause dans les phénomènes primordiaux de l'inflammation, mais bien en créant, par la violence de la congestion, une vulnérabilité plus grande des tissus et en les prédisposant ainsi à ressentir les plus légères excitations venues de l'extérieur. Or, il est de fait que certains œdèmes prennent rapidement un caractère phlegmasique; ceux par exemple qui succèdent à un traumatisme, à l'inflammation des nerfs, et, dans quelques cas, ceux qui se produisent sous l'influence d'une brusque réfrigération. Mais ce caractère phlegmasique paraît indépendant de la transsudation séreuse; l'œdème ne devient inflammatoire que par suite de l'irritation du tissu où s'est produit le départ de la sérosité et des globules blancs, et tant qu'il ne s'est pas produit dans les éléments anatomiques des troubles nutritifs donnant naissance à des produits de désassimilation capables de modifier la nature de la sérosité épanchée, l'œdème aigu ne diffère pas de celui qui résulte d'une simple oblitération vasculaire (1).

(1) Il semble en effet démontré que la formation de fibrine est due à l'action des éléments enflammés sur le sérum exhalé, et que ce sont surtout les prin-

Ces troubles de nutrition paraissent être eux-mêmes sous la dépendance des nerfs sensitifs, qui jouent à l'égard de l'inflammation le rôle de provocateurs, car après leur section, celle-ci ne se produit plus. Cl. Bernard a démontré que lorsqu'on injecte du sable fin dans l'artère crurale d'un cheval, il en peut résulter soit de l'ischémie, soit de l'inflammation, mais que si, avant l'injection ou de suite après. on coupe les nerfs sensisifs, l'animal résiste à la lésion qui reste localisée. De même sur un lapin qui avait subi la section du sciatique et du crural, une injection irritante (nitrate d'argent au centième) n'amena ni inflammation, ni épanchement de sérosité. C'est donc un état subinflammatoire du tissu conjonctif, prédisposé, par suite d'une congestion suraiguë, à ressentir les influences extérieures, le froid, par exemple, qui explique pourquoi dans l'œdème essentiel, il y a quelquefois une formation anormale de substance fibrinogène, auquel cas le liquide paraît s'éloigner par ses caractères de sérosité hydropique ordinaire et offre un certain degré de coagulabilité. Mais ces cas sont rares ; la cause irritante est sans doute le plus souvent trop fugace ou impuissante à déterminer la prolifération des éléments du tissu conjonctif, et l'épanchement conserve toutes les apparences de l'infiltration passive.

Voyons quels sont les œdèmes qui peuvent prendre naissance dans ces conditions.

Les lésions traumatiques de la moelle et des nerfs sont quelquefois suivies d'éruptions diverses, d'arthropathies et d'œdèmes dont on a signalé l'apparition périodique, et la tendance à prendre rapidement un caractère inflammatoire. Dès

cipes du tissu conjonctif qui ont le pouvoir de transformer la plasmine liquide en plasmine concrète ou fibrine. Chalvet a fait à cet égard de curieuses expériences d'où il conclut que le tissu conjonctif enflammé possède des propriétés fibrinogènes et que, dès que commence le mouvement dénutritif du derme il tombe dans l'exsudat du déchet de tissu conjonctif qui fait subir à la plasmine liquide la transform ationen plasmine concrète

1838, Hamilton signalait ce fait, en citant à l'appui l'observation d'une jeune fille hystérique blessée par un couteau, dans la commissure qui sépare le pouce de l'indicateur. Après la cicatrisation survint de la douleur avec exacerbations fréquentes, du gonflement passager avec rougeur du dos de la main et des sueurs localisées au même niveau. Bientôt un œdème du bras apparut, affectant une marche périodique, et diminuant parfois considérablement après une attaque d'hystérie lorsque les douleurs devenaient plus aigues. Malgaigne, dans un cas de névrite d'un des rameaux du musculo-cutané, blessé dans une saignée, a également observé un gonflement œdémateux périodique du membre tout entier, avec rougeur et chaleur de la peau. Ce même gonflement réflexe se montre quelquefois dans les cas d'asphyxie par la vapeur de charbon, mais la névrite fait alors le plus souvent défaut et l'on n'observe aucune lésion appréciable du nerf. Il est plus probable que l'œdème tient alors moins à l'irritation primitive des nerfs qu'à la paralysie de certaines branches nerveuses des membres, dépendant d'une lésion centrale de l'axe cérébro-spinal. Il en est de même de certains œdèmes qui apparaissent dans le cours de l'hystérie et dans le cas de lésions passagères ou durables de la sensibilité, lésions d'origine centrale et très-exactement circonscrites à certaines régions de la périphérie du corps.

Les œdèmes généralement fugaces qui apparaissent dans le cours de névralgies, le long du trajet du nerf affecté, s'expliquent aussi par une dilatation réflexe intermittente. L'irritation des nerfs sensitifs, tantôt provoquée par une lésion matérielle, tantôt indépendante, en apparence, de toute altération du cordon nerveux, se réfléchit par l'intermédiaire du bulbe et de la moelle sur les filets dilatateurs, et détermine une exosmose séreuse avec rubéfaction et chaleur de la peau. Rarement cette hypérémie fonctionnelle s'accompagne d'inflammation ; cependant dans certaines névralgies trifaciales intenses on a observé tous les degrés, depuis la simple congestion œdémateuse disparaissant avec la douleur sans laisser de traces, jusqu'à une inflammation aboutissant à la suppuration du tissu cellulaire et à l'abscession de la joue (Mougeot).

C'est pareillement à une hypérémie réflexe active qu'il faut rapporter le larmoiement et la salivation qui accompagnent la prosopalgie et l'irritation du ganglion de Gasser, les sueurs localisées coïncidant avec une névralgie intercostale.

Ollivier a rapporté un fait de ce genre : un individu présentait des sueurs abondantes, exactement limitées aux points douloureux. A l'autopsie on trouva un cancer du poumon et de la plèvre intéressant trois nerfs intercostaux (*Progrès médical*, 9 mai 1374). Le Dr Chouppe a observé un malade, affecté de névralgie trifaciale avec larmoiement et hypersécrétion salivaire au moment des exacerbations douloureuses, à l'autopsie duquel on trouva une exostose du rocher dissociant les fibres du ganglion de Gasser (Archives de physiologie, 1872, p. 658).

Wagner cite un cas intéressant de ces hypérémies névralgiques. Une femme de 36 ans contracte sous l'influence d'un refroidissement, une névralgie du nerf ophthalmique droit, siégeant surtout dans la branche sus-orbitaire. Trois ans après, les douleurs persistent encore ; pendant leur durée on observe du côté droit de la face de la rougeur, de la chaleur et des sueurs, tandis que l'autre côté reste normal. La moitié droite de la face présente une coloration rouge intense, bien limitée, qui n'existe pas de l'autre côté. La moitié rouge de la face est recouverte d'une transpiration abondante, et la température est notablement plus élevée que du côté gauche. (Wagner, Pathologie générale, p. 205).

Enfin Chouppe a rapporté un cas d'œdème aigu de la peau et du tissu cellulaire des paupières consécutif à une névralgie faciale et s'accompagnant d'ecchymoses. Voici le résumé de cette observation :

Obs. VIII. — M...., 52 ans, journalier, d'une santé faible et délicate, entre à la Charité, dans le service de M. Bourdon, pour une névralgie de la branche ophthalmique droite, qui durait depuis quinze jours. Les douleurs étaient surtout vives au-dessus du sourcil, au niveau du trou sous-orbitaire et derrière la nuque. La peau et le tissu cellulaire sous-cutané de la paupière inférieure étaient œdématiés notablement; une rougeur vive, rappelant la coloration de la lymphangite ou de l'érysipèle, couvrait le tégument. L'œdème allait en décroissant sur la joue, où il se perdait insensiblement. Les narines ne contenaient pas d'albumine. Les jours suivants, la tuméfaction œdémateuse disparut peu à peu, avec des alternatives de recrudescence coïncidant avec deux ou trois poussées névralgiques. Le 2 août, tout avait disparu, mais la paupière inférieure droite présentait une légère ecchymose irisée, qui s'est effacée ensuite par dégradation régulière. (Chouppe. in thèse de Renaut, p. 97).

Au nombre des œdèmes réflexes, il faut placer encore les cas d'ascite et d'anasarque qui succèdent à une violente réfrigération, le corps étant en sueur, à l'injection abondante de boissons froides, ou au décubitus sur la terre humide. Ces œdèmes dont on peut rapprocher l'anasarque scarlatineuse aiguë sans albuminurie, se présentent communément tous dans les mêmes conditions. La suffusion séreuse se manifeste à peu près subitement, ou quelques heures après l'impression du froid ; sa marche est rapide; l'épanchement se forme promptement et se dissipe de même. Ces cas, déjà autrefois décrits, sont rares; leur existence même a été mise en doute. Grisolle regarde l'ascite idiopathique comme une forme possible, mais exceptionnelle ; Béhier et Hardy, plus affirmatifs, tranchent la question par la négative et pour eux la plupart de ces hydropisies dites essentielles tiendraient à une albuminurie transitoire ou méconnue. Certainement, l'albuminurie aiguë relié à cette variété de néphrite à frigore de nature congestive ou catarrhale qu'on a désigné sous le nom de « rhume du rein, » est une condition puissante d'infiltration rapide, mais tout en admettant la fréquence de cette cause, il n'en reste pas moins quelques cas à la pathogénie desquels l'altération du sang paraît étrangère, et qui ont donné lieu aux interprétations les plus diverses.

En 1844, M. Bouillaud, dans deux cas d'œdème apyrétique à frigore, n'ayant pas trouvé d'albumine dans les urines, examinées avec le plus grand soin et à plusieurs reprises, en fit un phénomène purement mécanique. Reprenant sous d'autres termes la théorie de l'irritation sécrétoire formulée par Marandel et Breschet et assimilant l'infiltration du tissu conjonctif à l'épanchement qui suit l'application d'un vésicatoire, au ptyalisme aigu symptomatique d'une phlegmasie buccale, Bouillaud rettacha l'hydropisie essentielle à un processus subinflammatoire, amenant une accélération du courant sanguin, une augmentation de pression intravasculaire et une exosmose séreuse dans les mailles du tissu connectif. Après lui, Monneret et Fleury soutinrent que cette variété d'hydropisie dépendait d'une suppression brusque des fonctions cutanées sous l'influence du froid et d'un arrêt de la transpiration insensible, mais cette opinion tombe devant les expériences de Fourcault et devant celles de Valentin, de Cl. Bernard, et de Balbiani, qui ont démontré qu'en supprimant, au moyen de vernis imperméable, la transpiration cutanée et en déterminant la rétention dans le sang des produits excrémentitiels, on ne produisait pas d'hydropisie (1).

Lorsque les travaux de Rayer, Andral et Mialhe eurent dé-

(1) Il faut dire cependant qu'Endenhuizen a obtenu des résultats un peu différents. Chez des animaux recouverts d'un mucilage de gomme arabique, d'huile de lin ou de vernis à l'huile et qui succombaient au bout de quelques heures avec des symptômes ataxiques, de la dyspnée, un abaissement de température et de l'albuminurie, ce physiologiste a quelquefois trouvé à l'autopsie, à côté des congestions viscérales et cutanées, des épanchements plus ou moins abondants dans les plèvres, le péricarde, le péritoine et le tissu cellulaire sous-

montré que dans un grand nombre d'hydropisies réputées essentielles, l'urine renfermait ou avait renfermé une certaine proportion d'albumine coïncidant avec un abaissement relatif de ce principe dans le sérum, on put croire un instant le mécanisme des infiltrations à frigore complètetement élucidé. Ces recherches semblaient, en effet, établir d'une façon péremptoire que l'albuminurie peut cesser promptement, sans que pour cela la proportion d'albumine soit récupérée par le sang. Ainsi s'expliquaient ces cas prétendus insolites dans lesquels les urines, examinées au douzième jour de la maladie, alors que l'œdème persistait, n'avaient point présenté d'albumine, et la même interprétation s'appliquait aux faits de Becquerel et Rodier qui avaient vu l'albuminurie disparaître au septième jour d'une néphrite catarrhale légère et l'infiltration persister bien au delà. Cependant on put faire à cette théorie, si plausible en apparence, diverses objections. Rayer et Becquerel lui-même citèrent des cas assez nombreux, dans lesquels l'infiltration parut n'avoir aucune corrélation avec le passage de l'albumine dans les urines, et disparut longtemps avant la cessation de l'albuminurie. Dans un autre cas d'anasarque, observé par Becquerel, qui suivit de près la suppression d'une transpiration abondante, l'albuminurie manqua constamment. Il s'agissait d'une jeune fille de 8 ans qui tomba, le corps étant en sueur, dans un courant d'eau froide. Le soir même, on observa un commencement d'infiltration qui se généralisa rapidement et s'étendit à la plèvre et au péritoine. Deux mois après, et sans que les urines eussent jamais contenu aucune trace d'albumine, la malade succomba à une gangrène des jambes encore infiltrées. D'autres fois, enfin, l'albuminurie ne se montre qu'après la disparition de

cutané. Dans ce dernier particulièrement, le liquide épanché contenait de nombreux globules lymphatiques, et des cristaux de phospate tribasique. (Wagner, Path. gén., p. 90.)

l'œdème, établissant ainsi l'indépendance absolue de ces deux processus. Bien loin d'être en rapport de causalité avec l'hydropisie, l'albuminurie n'est plus alors, dans ce cas particulier, que l'indice d'un excès d'albumine dans le sang, par suite de la résorption de la sérosité. Mais à son tour, cette albuminurie critique peut devenir une nouvelle cause d'infiltration, car ce n'est pas seulement l'excès d'albumine qui s'élimine, mais encore une certaine partie de ce même principe constituant du sang. Il en est là, comme chez les animaux auxquels on pratique une injection d'albumine de l'œuf dans le torrent circulatoire ; ils sont pris d'albuminurie artificielle qui dure plusieurs jours, et l'on constate que la quantité de matières protéiques rendues par les reins, pendant ce temps est de beaucoup supérieure à la quantité d'albumine introduite dans le sang. Les modifications que l'albumine anormale injectée a pu déterminer dans les matériaux albuminoïdes du sang, la suractivité fonctionnelle imposée au rein entretiennent l'albuminurie et, pour peu que celle-ci se prolonge elle peut être le point de départ d'une albuminurie brightique, qui place l'individu dans les conditions les plus favorables au retour de l'infiltration, d'autant qu'il est plus affaibli par une maladie antérieure et de mauvaises conditions hygiéniques.

Que résulte-t-il donc de ces faits, sinon que l'anasarque a frigore peut être indépendante de toute albuminurie, et qu'en pareil cas celle-ci est presque toujours tardive, légère, fugace, ou même manque absolument. M. Gallard qui a observé à la Pitié en 1871, un nombre insolite de ces hydropisies dues aux vicissitudes atmosphériques, insiste sur ce fait que, sur quatre cas, dans deux au moins la présence de l'albumine a été postérieure à l'apparition de l'œdème, et que, dans un cas même, l'albuminurie n'a pas existé ou n'a pu être constatée (*Union médicale*, août, 1871).

On a proposé d'autres théories. Bouchut, rattachant les hydropisies à frigore aux anasarques par causes mécaniques et par gêne de la circulation, suppose que, sous l'influence du froid il se produit un spasme cutané qui serre et comprime le réseau capillaire périphérique et engendre une augmentation de pression dans les veinules voisines. Pour Jaccoud c'est le résultat d'une fluxion collatérale, avec élévation subite de la tension dans un ou plusieurs réseaux capillaires. Si l'impression porte sur le tégument extérieur, la fluxion se produit dans le réseau sous-cutané, et l'infiltration du tissu conjonctif en est la conséquence; si le spasme vasculaire siége dans le réseau de la muqueuse gastro-intestinale, c'est le réseau sous-séreux qui se fluxionne et donne lieu à une ascite. Parfois sous l'influence d'une action réflexe vaso-motrice, la fluxion porte sur des réseaux éloignés, et l'on voit l'ascite suivre brusquement un refroidissement général et l'anasarque succéder à une ingestion abondante de boissons froides. (Jaccoud, *Traité de path. int.*).

Cette hypothèse, quoique séduisante par sa simplicité, ne pouvant rendre compte des faits, à moins d'une prédisposition exceptionnelle ou d'une altération du sang, on a fait intervenir une paralysie réflexe du sympathique. Germe admet qu'il y a d'abord contraction des fibres cellules et des capillaires sous l'influence du froid, puis, lorsque l'individu passe rapidement à une température élevée, la chaleur produit le relâchement des vaisseaux et l'hydropisie survient. Goodfellow pense au contraire que l'épanchement est le fait d'une congestion paralytique, et que la paralysie résulte de l'épuisement des nerfs vasculaires. Malheureusement pour cette manière de voir, on sait que la constriction primordiale des nerfs ganglionnaires, quelle que soit l'intensité de l'irritation première, est incapable d'aboutir à une dilatation atonique de quelque durée. Ces théories de paralysie réflexe qui ont le tort d'assimile l'épuisement fugace, momentané du sympathique aux effets produits par la section du nerf et à la paralysie absolue et durable qui résulte d'une lésion des centres vaso-moteurs, ces explications, disons-nous, sont loin d'être prouvées. Seule entre toutes celles qu'on a mises en avant, la désalbuminisation du sang est applicable à certain cas d'hydropisie à frigore, aiguës en apparence, mais préparées, en réalité de longue main, par de déplorables conditions d'hygiène et de longues fatigues. Le sang est altéré, la prédisposition existe et l'hydropisie se manifeste à l'occasion de la moindre cause, pour un simple spasme cutané produit par le froid. C'est bien certainement ainsi qu'il faut interpréter le fait cité par Haen, où presque tous les soldats de l'expédition de Tunis devinrent hydropiques pour avoir ingéré en abondance des boissons froides, après une abstinence prolongée et des privations excessives. Il y avait sans doute aussi une altération antérieure du sang dans le cas que M. Liouville m'a communiqué d'un œdème à frigore, survenu chez un rhumatisant, œdème limité à la face, aux membres inférieurs, à la région lombaire, plus accusé et plus persistant à droite qu'à gauche, et s'accompagnant de douleurs, de faiblesse extrême, de troubles visuels et d'une leucocytose légère. Quant aux œdèmes presque exceptionnels survenant chez des individus robustes, en pleine santé, à la suite d'un refroidissement, nous croyons qu'ils peuvent s'interpréter plus rationnellement par l'hypothèse d'une dilatation active réflexe des capillaires. On sait, en effet, et Brown-Séquard l'a démontré depuis longtemps, que l'irritation des nerfs cutanés sensibles, par de l'eau glacée ou par le pincement, produit dans le membre irrité une dilatation des vaisseaux avec élévation de température appréciable à la pile thermo-électrique, et dans le membre opposé, un refroidissement par contraction réflexe des capillaires. Ces deux effets se produisent simultanément (1).

(1) Archives de physiol. normale et pathologique, 1868, t. I, p. 689.

Le même mécanisme a lieu dans l'anasarque aiguë. Le froid irritant l'extrémité périphérique des nerfs sensitifs ou de la muqueuse gastro-instestinale, l'impression, perçue ou non par le cerveau, est réfléchie par le bulbe et la moelle sur les filets dilatateurs des petits vaisseaux. Ceux-ci en se dilatant produisent un trouble considérable dans la circulation des capillaires, non susceptibles de se laisser distendre par l'afflux de sang ; de là augmentation de tension et exosmose séreuse avec départ de globules blancs dans le tissu cellulo-adipeux. L'impression première étant perçue sur toute la surface périphérique, se réfléchit sur tous les nerfs vasculaires, et détermine une généralisation rapide de l'œdème. En même temps, si l'action du froid est assez intense ou l'individu prédisposé, l'irritation pourra retentir sur les éléments anatomiques eux-mêmes et développer dans quelques cas, une inflammation subaiguë avec formation d'une quantité anormale de fibrine dans le liquide de l'épanchement. Cette intervention d'une dilatation active des vaisseaux a déjà été soutenue par M. Sée (1). C'est là un mode pathogénique encore entièrement du domaine de l'hypothèse, même au point de vue physiologique, je me hâte de le reconnaître, car il est impossible de produire chez l'animal aucun épanchement en le soumettant à une brusque et violente réfrigération. Aucun fait clinique non plus ne le confirme, sauf peut-être certains flux diarrhéiques séreux, transparents, qui apparaissent brusquement à la suite de l'impression du froid, s'accompagnent de coliques sourdes, et cessent au bout de quelques heures parfois de quelques minutes. L'hypersécrétion intestinale serait alors le fait d'une irritation des nerfs sensitifs cutanés, ou des splanchniques qui jouissent eux-mêmes, comme on le sait, d'une vive sensibilité.

Nous nous demandons, sans chercher à résoudre la question, si le même mécanisme n'est pas applicable aussi à l'œ-

(1) Essai sur la pathogénie des hydropisies, par le Dr Heredia, Thèse. 187

dème aigu qui apparaît vers la deuxième ou troisième semaine ou durant la convalescence de la scarlatine, quelquefois à l'occasion d'un refroidissement, mais le plus souvent sans cause appréciable.

Il est vrai que la plupart des anasarques scarlatineuses s'accompagnent d'albuminurie, soit du fait d'une néphrite primitive, due à l'élimination du poison par les reins, soit d'une néphrite secondaire, a frigore, résultant de l'action du froid sur une peau en voie de desquammation et prédisposée à ressentir plus vivement ses vicissitudes atmosphériques ; cette cause est même probablement la plus fréquente, car beaucoup de ces anasarques s'accompagnent de douleurs lombaires et de signes non douteux d'une phlegmasie rénale.

Mais il y a des cas où l'hydropisie existe seule ; l'albumine manque dans les urines ou n'apparaît que postérieurement. On a invoqué l'intensité de la fièvre, la rétrocession de l'exanthème et l'élimination du poison par la peau. Aucune de ces hypothèses ne convient à la généralité des cas, et nous préférons y voir un œdème aigu, résultant, par voie réflexe comme l'hydropisie dite idiopathique, de l'action d'une basse température sur la peau, action d'autant plus efficace qu'elle s'exerce sur un individu débilité, dont le sang est appauvri, et sur un tégument prédisposé, par le fait de l'exanthème, et de l'exaltation de la sensibilité nerveuse périphérique, à ressentir des influences extérieures nocives, à peine appréciables.

L'anasarque scarlatineuse dans ce cas—exceptionnel, je le répète encore — n'est plus une manifestation spéciale du contage scarlatineux ; c'est une maladie accidentelle, subite, de courte durée, en général bénigne lorsqu'elle est limitée au tissu cellulaire extérieur, et qui n'emprunte sa gravité dans les cas où elle se termine par une issue funeste (œdème de la glotte, épanchement dans les ventricules du cerveau) qu'à l'importance fonctionnelle des organes envahis et comprimés.

VII

ŒDÈMES PAR ALTÉRATIONS DU SANG.

Les œdèmes plus ou moins généralisés qui apparaissent dans le cours d'affections de longue durée et à la période ultime des cachexies, résultent d'une modification spéciale du sang qui laisse transsuder en abondance sa partie séreuse à travers les parois des vaisseaux. Mais, disons-le d'emblée, l'élément dyscrasique ne suffit point, et si l'on observe presque constamment dans ce cas une modification quantitative et peut-être qualitative (Mialhe, Scherer, Vogel) de l'albumine du sérum et des globules, avec variations compensatrices de l'eau et des sels, l'hydrémie absolue, constituée par l'hypoalbuminose et l'augmentation de l'eau, paraît n'avoir qu'un rôle de cause prédisposante; l'hydropisie exige en effet pour se manifester l'intervention d'une cause mécanique occasionnelle. La mobilité de certains de ces œdèmes, les variations sans nombre de leur marche, tantôt progressive, tantôt rétrograde, leur localisation particulière au visage, aux paupières et à l'espace inter-palpébral, dans le cas d'affection brightique, qui représente le type le mieux défini de l'infiltration par altération du sang, semblent bien aussi indiquer que la diminution des principes albumineux de ce liquide n'est pas seule en cause. Becquerel, s'appuyant de ses observations et de nombreuses analyses de sang d'individus indemnes de toute lésion organique appréciable et affectés d'œdèmes à la suite de privations, d'insuffisance d'aliments et de déperditions nutritives excessives, subordonnait au contraire toute hydropisie générale aiguë ou chronique à une diminution de l'albumine du sérum. Ce rapport constant de cause à effet ne saurait être accepté dans toute sa rigueur, car on a des preuves positives du contraire. Mais ce qui distingue les hydropisies cachectiques, c'est que, la prédisposition existant, il suffit des causes les plus légères pour en provoquer l'apparition ; la station droite, une marche, une fatigue insolite, un accès fébrile ou l'action passagère du froid, lui servent pour ainsi dire de prétexte. Ces faits sont connus, et Wirchow a tout particulièrement insisté sur l'importance de ces causes adjuvantes qui ont pour effet d'apporter un nouveau trouble à la circulation déjà gravement compromise par l'altération du sang.

Parmi ces altérations, l'hydrémie relative résultant de l'augmentation de l'eau du sérum, a été regardée comme une cause possible d'œdèmes. Si, à l'exemple de Magendie, on injecte brusquement une quantité considérable d'eau dans le système circulatoire d'un animal cette dyscrasie artificielle est, en effet, bientôt suivie d'albuminurie et d'extravasations séreuses diffuses, mais, dans ce cas, l'hydropisie tient moins à l'altération du sang qu'à l'augmentation de pression intravasculaire, les deux éléments marchant de pair dans cette expérience. D'une part, l'injection d'eau produit l'albuminurie par altération directe de l'albumine des globules, en troublant la diffusion normale qui existe entre le plasma et les éléments cellulaires ; l'albumine globulaire passe alors dans le sérum, et l'altération des principes albumineux du sang entraîne l'albuminurie ; d'autre part, si l'on a la précaution soit de retirer préalablement une quantité de sang égale à celle du liquide que l'on veut injecter, soit de faire l'injection peu à peu et avec précaution, l'hydrémie artificielle se produit bien, mais n'entraîne ni albuminurie ni œdèmes (Stokvis). Hayem et Carville, qui ont repris ces expériences, ont ensuite démontré que la production de l'hydropisie est subordonnée à l'absence d'excrétion par les urines et à la proportion d'eau injectée, proportion considérable et qui n'a d'analogue dans aucune maladie, puisque Cl. Bernard a pu introduire près de

1,200 grammes de liquide dans les veines d'un chien de moyenne taille, avant d'avoir un résultat bien apparent.

L'anémie, en général, et les chloroses, ou anémies spontanées s'accompagnent quelquefois d'œdèmes limités, de bouffissure de la face, de gonflement périmalléolaire. Dans cette variété d'hydrémie les globules, déjà très au-dessous de leur chiffre normal, sont visiblement altérés; ils se fragmentent aisément dans le sérum, et laissent échapper leur matière colorante au contact d'une solution de chlorure sodique plus facilement que les globules sains (Duncan).

Par ce fait, la diminution de l'hémoglobine amène une moindre fixation d'oxygène, des oxydations interstitielles moins énergiques et un alanguissement de l'économie qui facilite pour sa part les extravasations séreuses, soit dans les parties les plus déclives, soit dans les points où le tissu cellulaire lâche offre, à pression égale, le moins de résistances.

La même diminution de globules se retrouve dans l'anémie secondaire des cachexies, dans les affections chroniques, dans la dernière période des fièvres continues et dans les fièvres paludéennes de longue durée, où la proportion de ces éléments peut tomber de 127 à 28 (Andral et Gavarret).

Mais la cause hydropigène de beaucoup la plus fréquente et la plus efficace, c'est l'anémie albumineuse. Les travaux d'Andral et Gavarret, de Becquerel et Rodier qui ont mis ce fait hors de doute ont montré que, toutes les fois que de 70 à 80 p. $^{00}/_{00}$, son chiffre normal, l'albumine du sérum tombe à 60 ou au-dessous, la crase hydropique existe et la désalbuminémie, quel que soit son point de départ, crée une imminence morbide aux transsudations séreuses. Mais cette altération, d'après les recherches de Schmidt et Vogel, ne reste pas isolée, car, en même temps que l'on observe une diminution de l'albumine du sérum, le chiffre des globules rouges s'abaisse d'une façon absolue, tandis que l'eau et les sels augmentent pour faire équilibre à la perte d'albumine, 8 à 10 portions de cette dernière étant compensées par une partie de sels.

D'autre part, les matières salines exigeant pour se dissoudre une proportion d'eau déterminée, la diminution de l'albumine coïncide toujours avec une augmentation des principes aqueux et des sels; ainsi se trouve constituée l'hydrémie absolue qui crée, comme Graham l'a démontré expérimentalement, les conditions les plus favorables à l'exosmose séreuse.

Les conditions très-nombreuses dans lesquelles se développe cette hydrémie absolue reviennent à deux ordres : tantôt elles spolient directement l'organisme, en lui enlevant de l'albumine; tantôt elles agissent en empêchant la réparation des matériaux protéiques du sang et en développant une véritable cachexie albumineuse par défaut d'assimilation.

Dans ces diverses circonstances, on a vu les principes albumineux du sérum tomber à 60, 50, et jusqu'à 30 et 32 pour mille.

C'est ainsi qu'agissent, dans le premier ordre de causes, les hémorrhagies excessives et fréquentes (Cruveilhier) les suppurations prolongées, surtout de la peau et des os, les sueurs profuses, les diarrhées chroniques, les flux albumineux de la dyssenterie, du typhus, de la tuberculose, et surtout l'albuminurie persistante quelle qu'en soit l'origine, qui en soustrayant sans cesse à l'organisme les matériaux plastiques de la nutrition, amène plus sûrement que toute autre, l'hypoalbuminose et la détérioration de la constitution.

C'est encore à l'anémie globulaire et albumineuse qu'il faut rapporter les suffusions disséminées, l'œdème des joues et des paupières qui caractérisent la scrofule; les infiltrations des fièvres intermittentes prolongées, l'aspect mollasse et boursoufflé, ainsi que l'anasarque de la cachexie palustre; les hydropisies du scorbut, de l'empoisonnement lent par le phosphore et l'arsenic ; les œdèmes plus ou moins étendus, souvent tardifs et inconstants, des intoxications chroniques par l'alcool (Lanceraux), par le mercure et le plomb, qui agissent, soit par l'intermédiaire de lésions rénales (néphrite albumineuse ; dégénérescence graisseuse et amyloïde, stéatose alcoolique et phosphorée), soit comme le plomb et le mercure en enlevant directement aux tissus les éléments de leur nutrition pour former, avec l'albumine du plasma et la protéine des globules, des albuminates solubles dans le sang, à la faveur du chlorure de sodium.

Dans la majorité des cas, le mode d'action est indubitable : dans les cachexies albuminurique, cardiaque, splénique, dans la scrofulose ganglionnaire, l'altération du sang est entretenue par les lésions des reins, du cœur, de la rate et des organes lymphoïdes. Mais, à côté de ces faits, il y en a d'autres où la désalbuminémie, indépendante de toute altération d'organes, résulte d'un défaut d'assimilation. On a voulu en faire une altération spéciale et primitive du sang, mais il n'en est rien. Le sang s'altère parce qu'il ne reçoit plus d'albumine, et la dyscrasie est, par le fait, toujours secondaire.

Toutes les causes qui empêchent la réparation de l'organisme deviennent par cela même des causes d'hydropisies. Telle est l'inanisation (Ch. Chossat, 1844) ; l'alimentation insuffisante et de mauvaise qualité comme Brucke l'a démontré de nouveau par une ingénieuse expérience ; il place une grenouille dans un bocal humide, le sciatique étant sectionné, et laisse jeûner l'animal ; au bout de quelque temps, le membre paralysé s'œdématie, puis sous l'influence d'une nourriture abondante, l'œdème disparaît rapidement pour se reproduire après un nouveau jeûne. Andral et Gavarret avaient, du reste, déjà noté cette cachexie aqueuse sur des moutons parqués dans des lieux humides, nourris avec des herbes de mauvaise qualité, et dont le sang offrait une hypoalbuminose considérable. Fréquemment on a l'occasion d'observer les effets de cette cachexie famélique soit sur des individus isolés, des phthisiques, des cancéreux qui entrent dans les hôpitaux dans un état de délabrement complet, anémiés, amaigris, minés par les privations et la maladie, soit à l'état épidémique sur des populations entières, ainsi qu'on l'a vu à Eischfeld (1771) dans les Flandres (Mareska) à Schemnitz, à Anzin (Hallé) et dans la basse Egypte, où elle est à l'état permanent, (Hamon, Fischer). Cependant l'hydropisie peut manquer; c'est ce qui eut lieu dans les épidémies de la Haute-Silésie et du Spessart (Wirchow).

En résumé, déperditions excessives, de toute nature, absence de réparations soit par vice d'aliments, soit par insuffisance d'assimilation et d'hématose, absorption de substances toxiques nuisibles, altération des organes et viciation consécutive du sang, tels sont les éléments principaux de la pathogénie des œdèmes dyscrasiques.

La parésie cardio-vasculaire, le ralentissement de la circulation, les concrétions sanguines, si fréquentes chez les malades épuisés par des affections de longue durée, en facilitent le plus souvent l'évolution; en dehors de ces causes occasionnelles, leur mécanisme intime nous échappe complètement.

Mentionnons encore en terminant certains œdèmes consécutifs à l'absorption de venins et de virus particuliers, l'œdème charbonneux ou malin, celui qui succède à la morsure de la vipère et du crotale; la tuméfaction qui accompagne l'invasion de l'hydrophobie. En l'absence de toute autre cause, on a rapporté ces œdèmes à l'action du poison sur les vaso-moteurs; il est plus probable qu'ils résultent, au moins quelques-uns, d'une altération du sang. Leur marche, leur tendance à se généraliser, les symptômes qui les accompagnent plaident en faveur de cette opinion, mais c'est là encore une pure hypothèse. Pour eux, comme pour la généralité des œdèmes dyscrasiques, la cause première est inconnue; l'altération du sang, les variations moléculaires de ses éléments nous échappent, et il faut reconnaître qu'en dehors de probabilités plus ou moins légitimes, leur étude est moins celle du présent que celle de l'avenir.

TABLE DES MATIÈRES

ERRATA.

Page 15, ligne 6. — *Au lieu de :* elles ne font rappeler, *lisez :* elles ne font que rappeler.

Page 64, ligne 23. — *Au lieu de :* la saturnisme, *lisez :* le saturnisme.

Page 65, ligne 1. — *Au lieu de :* ou provoquent, *lisez :* en provoquent.

Page 112, ligne 12. — *Au lieu de :* dans les hydropisies essentielles, *lisez :* les hydropisies essentielles.

Page 118, ligne 2, en remontant. — *Au lieu de :* l'albuminurie aiguë relié, *lisez :* l'albuminurie aiguë reliée.

Page 125, ligne 10. — *Au lieu de :* ses vicissitudes atmosphériques, *lisez :* les vicissitudes.

— ligne 20. — *Au lieu de :* comme hydropisie dite, *lisez :* comme l'hydropisie dite.

A. PARENT, imprimeur de la Faculté de Médecine, rue Mr-le-Prince, 31.

JACCOUD. Agonie, Albuminurie, Amyloïde, Angine de poitrine, Apoplexie, Bile, Bronzée (maladie), Diabète, Électricité, Encéphale, Endocarde, Endocardite, Goutte, Méninges, Moelle épinière.

JACQUEMET. Emphysème traumatique.

JAVAL. Emmétropie, Lunettes.

JEANNEL. Copahu, Cubèbe, Dépuratif, Embaumement, Émollients, Éthers, Extraits, Falsifications, Fécule, Ferment, Fumigation, Gelée, Gomme, Huiles, Liniment, Macération, Onguent, etc.

KOEBERLÉ. Aine, Bourses séreuses, Ovaires, Ovariotomie.

LABADIE-LAGRAVE. Goutte, Hydrophobie, Leucocythémie, Méninges, Moelle épinière.

LABAT. Marienbad, Mont-Dor, Manheim, Néris, Niederbronn, Orezza.

LANNELONGUE. Cornée, Gencives, Hématocèle du scrotum, Hémorrhoïdes, Lacrymales (voies) Mamelles.

LAUGIER (St.). Abcès, Anus contre nature, Brûlure, Commotion, Contusion, Cuisse, Encéphale.

LAUGIER (Maurice). Fesse, Hermaphrodisme, Hyoïde (os), Hypopyon, Lèvres, Nævus.

LE DENTU, Caves (veines), Effort, Face, Hernies, Lymphatique (système), Main, Ongle.

LÉPINE (R.). Diphthérie, Inanition.

LIEBREICH. Accommodation, Amaurose, Astigmatisme, Cataracte.

LONGUET. Lymphatique (système) [avec LE DENTU], Os [avec GOSSELIN].

LORAIN (P.). Accouchement (médecine légale), Age, Allaitement, Anémie, Chlorose, Choléra, Diphthérie, Endémie, Épidémie.

LUTON (de Reims). Aorte, Auscultation, Biliaires (voies), Catarrhe, Circulation, Cœur (anat. physiol.), Congestions, Dérivatifs, Dérivations, Dyspepsie, Entozoaires (pathologie), Estomac, Goître, Hématémèse, Indigestion, Intestin, Œsophage.

LUNIER. Crâne, Crétinisme, Folie.

MARCHAND (L.). Baumes, Belladone, Café, Champignons, etc.

MARTINEAU. Aphthes, Céphalalgie, Colique, Coma, Constipation, Crachats, Dermalgie, Émaciation, Épistaxis, Obésité, etc.

MICHEA. Démonomanie, Dynamomètre, Dynamoscopie, Extase.

MOTET. Cauchemar, Hallucinations, Illusions.

NÉLATON (A.). Artères.

OLLIVIER (Aug). Aphonie, Calculs, Cantharides, Caoutchouc.

ORÉ. Aliment, Bains, Bégaiement, Bronches, Déglutition, Moelle épinière, Nasales (fosses), Nerfs (path. chir.), Olfaction.

PAIN (A.). Asiles (asiles d'aliénés, asiles de convalescents, salles d'asile), Douche.

PANAS. Articulations, Cicatrices, Cicatrisation, Épaule, Genou.

POINSOT (de Bordeaux). Nasales (fosses) [avec ORÉ]. Olfaction.

PONCET (F.), Jambe, Lit, Nyctalopie, Ophthalmoscope.

RANVIER. Capillaires (vaisseaux), Épithélium.

RAYNAUD (Maurice). Albinisme, Artères (maladies), Azygos (veine), Cachexies, Caves (veines), Cœur (anomalies, pathologie), Diathèse, Érysipèle [avec GOSSELIN], Gangrène, Hématidrose, Maladie.

REY (H.). Géographie médicale, Mal de mer, Marais, Nostalgie.

RICHET. Anévrysmes, Carotides, Clavicule.

RICORD. Antiaphrodisiaques, Aphrodisiaques.

RIGAL (A.). Exutoires, Habitus extérieur, Langue, Mensuration, Oreillon.

ROCHARD (J.). Acclimatement, Air marin, Béribéri, Climat, Dengue, Drainage chirurgical.

ROUSSIN (Z.). Arsenic, Catalyse, Champignons, Cuivre, Désinfectants, Digitale, Empoisonnement.

SAINT-GERMAIN (L.-A.). Amygdales, Charpie, Circoncision, Crâne, Électricité, Encéphalocèle, Éponge, Hydrocèle, Ombilic.

SARAZIN (Ch.). Ambulances, Appareil, Atrophie, Bandages, Caoutchouc, Caustique, Cautère, Cautérisation, Compression, Compresseur, Cou, Dent, Dentition, Hôpital, Inguinale (région), Injection, Irrigation, Ligature, Oreille.

SÉE (Germain), Asthme.

SIMON (Jules). Atrophie musculaire progressive, Chorée, Contracture, Croup, Foie, Ictère, Muguet.

SIREDEY. Dysménorrhée, Emménagogue, Impuissance, Menstruation.

STOLTZ. Accouchement, Césarienne (opération), Couches, Dystocie, Grossesse, Leucorrhée.

STRAUSS (I.). Hydropisie, Lait, Muqueuses (membranes).

TARDIEU (Amb.). Air, Arsenic, Asphyxie, Avortement, Blessures, Digitale, Eaux minérales, Empoisonnement, Exhumation, Fœtus, Folie, Hermaphrodisme, Identité, Infanticide, Inhumation, Mort, Morve et farcin.

TARNIER (S.). Céphalématome, Cordon ombilical, Embryotomie, Forceps.

TROUSSEAU. Ataxie locomotrice progressive.

VAILLANT (L.). Entozoaires, Éponge, Limaçon, Musc.

VALETTE. Coxalgie, Cystite, Cystocèle, Écrasement linéaire, Fractures, Hanche, Luxation.

VERJON. Eaux minérales, etc.

VOISIN (Aug. Amnésie, Aphasie, Curare, Épilepsie, Hérédité.

www.ingramcontent.com/pod-product-compliance
Ingram Content Group UK Ltd.
Pitfield, Milton Keynes, MK11 3LW, UK
UKHW020232220726
13923UKWH00002B/615

9 782019 661397